脳のアクセルとブレーキの取扱説明書

脳科学と
行動経済学が
導く「上品」な
成功戦略

行動経済学者
真壁昭夫
脳科学者
中野信子

白秋社

まえがき――現代人の悩みを解消する最高の組み合わせ（真壁昭夫）

本書は、人生で成功を収めたいと思っている人が、様々な誘惑や不安が渦巻く現代社会という大海を泳ぎ切り、成功をつかみ取るための道標《みちしるべ》です。

二〇二〇年に入ると世界では新型コロナウイルス感染症が蔓延《まんえん》し、毎日、大勢の人が亡くなりました。夏には世界で累計二〇〇〇万人以上が感染し、死者数は七〇万人を突破しました。

人々の暮らしも大きく変わり、猛暑のなかでのマスク着用は当たり前、プロ野球などのスポーツ観戦や観劇などでは、いかに人との距離を取るかに腐心しなければなりません。

また会議はオンラインが当たり前になり、組織に活力を与えることができるような人はこれまで以上に忙しくなり、会社に行くこと自体が仕事だったような中高年は会議にも呼ばれませんでした。組織にとって必要な人間と不要な人間を、新型コロナウイルスは、奇《く》しくも浮き彫りにしたのです。

新型コロナウイルスの終息がまったく見えないなか社会不安は高まり、SNS上では「自粛警察」が、不謹慎な発言をする人がいないか、定期パトロールを続けていました。そうして獲物を見つけては、炎上という形のバッシングを行いました。

こんな時代を、私たちは、どう生きればいいのでしょうか。この本の底流にあるテーマは「アクセル」と「ブレーキ」です。

人生の成功は誰もが望むものです。そして、「運が良かったから」「一心不乱に走り抜いたから」「誰にも負けない努力をしたから」などと、成功者のコメントは様々です。

ただ、そこに何かしらの共通点はないかと考えたとき、人間の行動について数多くの実験を行ってきた脳科学の第一人者、中野信子《なかののぶこ》さんとの対談という形で、成功者の脳のなかで起こる現象や行動のポイントを探ることにしました。

本書では、脳科学と行動経済学の専門家として私たち二人が、現代を生きる人たちの悩みに対し、その対処法を記しています。

さらに、「脳科学×行動経済学×マーケティング」「脳科学×行動経済学×株式相場」といった、ある意味、これまでになかった最高の組み合わせで、明日からのビジネスや資産形成などにも使える手法を数多く記していきます。

また一方、子育て、外見、人間関係といった多くの人が悩みを抱える分野についても、脳科学と行動経済学のそれぞれからアプローチし、解決方法を提示していきます。

この本が、読んだその日から、多くの読者の世界を見る目を一変させる一冊になれば、これに勝る幸せはありません。

二〇二〇年夏

真壁昭夫《まかべあきお》

もくじ

まえがき――現代人の悩みを解消する最高の組み合わせ（真壁昭夫）……1

第1章　脳のブレーキと二次レイヤー

強欲な人ほど所得が低いという人類の矛盾……14
所得の高い人の脳内で起きていること……16
ブレーキを利かせる仏教徒の人口は……18
知らず知らずのうちにリスクを取っている日本人……22
成功に必要なもう一つのカギ「二次レイヤー」……24
面倒な人を外見で見抜く方法……26
過去の成功体験にあぐらをかき、新商品を作れなくなった日本企業……28

バブル崩壊後の日本経済低迷の原因は……34
脳科学者が考える成功体験を過信した歴史上の大失敗……39

第2章　マーケットを脳科学で分析すると

株が三日連続で上昇すると翌日は下がる?……44
エネルギーの大食漢・脳が好む美人の条件……48
「人間は合理的で、マーケットは完全だ」という伝統的経済学の矛盾……50
バブル発生と脳のメカニズム——なぜ人類はバブルを作ってしまうのか?……55
チューリップの球根まで投機の対象に……63
バブルに必要な「神話」……66
人はなぜ周囲と同じ行動をしたいのか……68
株のトレーダーはチンドン屋と同じ……72
元ディーラーが教える相場との向き合い方……75
簡単に分かるバブルの見つけ方……79
短期の痛みを消すために長期の痛みを軽視する人間……86

儲けの喜びが損失の痛みよりも小さくなる理由……94
株で損切りができないわけ……96
脳科学と経済学の融合が描き出す未来――ドーパミンが通貨に?……101

第3章　脳の本質を見極めたマーケティング術

価格に潜む売り手の思惑――「価格の高い宝石は安い宝石よりも上質」は本当か?……108
松竹梅は「竹」を売るための戦略?……111
人間のワーキングメモリーの限界――「メニューの数が多すぎて選べない」……116
マスクやトイレットペーパー不足――不安心理のメカニズムを解剖……118
共感を生む脳内ホルモン「オキシトシン」とは何か……122
気づかないうちに動かされてしまう「ナッジ」の魔力……127
行動経済学と脳科学の親近性を再確認……130
人はなぜ目の前の利益にとらわれ、大きな利益を逃すのか……132
大人になってからでも間に合う「愛され脳」の作り方……137

第4章　人も相場も「見かけが九割」なのだ

ビジネスで一番損をするのは美人？　得をするのはイケメン？　の不思議……142
女は女の容姿をどう判断しているのか？……144
笑顔を鍛えると「見た目」を超越する……147
「フィボナッチ数列」「黄金律」――美しさで投資判断をする人たち……150
希望の就職先に入るためダイエットが不可欠なわけ……154
「赤備え」が強そうなのはなぜか……157
パチンコにタバコに酒――やめられない人にはどうする？……161
一流を生み出す快楽物質「ドーパミン」の正体……164
なぜ金銭的報酬があるとやる気が低下するのか……166

第5章　体も脳も育てる脳内物質と危険な愛情の関係

体も脳も育てる脳内物質と虐待の関係……172
危険な「条件付きの愛情」と「気まぐれな愛情」……175

昨日のことを忘れ昔のことを覚えている記憶の不思議……177
危険なキラービーとともに育てられた穏やかな蜂は……180
サルと人に共通する太古の記憶――「ヘビニューロン」とは何か……183
コロナ禍の「自粛警察」を生む脳……188
自分自身を客観的に見る「メタ認知」の重要性……192
不安は問題の解決ではなく共感で解消される……195
社会不安を利用したナチスから学ぶ教訓……198
あとがき――人生の転換点で役立つ脳のアクセルとブレーキ（中野信子）……204

脳のアクセルとブレーキの取扱説明書

第1章

脳のブレーキと二次レイヤー

真壁昭夫

行動経済学には、もともと、「人間はどうしても誘惑に負けてしまう」というテーマがあって、世界の様々な国や文化圏で実証研究が行われてきました。

こうした研究のなかには、欲求を我慢できる「ブレーキ」を持った人のほうが所得水準は高い、という結果が出ているものもあります。

もちろん所得水準が高い人たちのすべてが、欲求を我慢できているかといえば、そうでもないとは思います。でも、様々な誘惑に負けず、それこそ禁欲的に自分を磨き続けた人のほうが、社会的に高い地位や資産を築くことができるケースが多いようです。

第1章では人生の成功のカギともいえる「欲求に対するブレーキ」をテーマに議論を始めたいと思います。

強欲な人ほど所得が低いという人類の矛盾

中野　当たり前のことになりますが、生物の生存に必要な基本原理は摂食と生殖です。生きるために食べ物を食べますし、種を残していくために生殖行為を行い、子孫を残していきます。

そして、この二つの行動の源になっているのが「欲求」です。このため生物は、欲求がなければ生きていくことができません。

そして、生物の基本原理の源でもある欲求をコントロールするため、「アクセル」が本能的に備わり、その欲求のままに生きることを止める「ブレーキ」と併せ、二つの仕組みがあることは、非常に自然なことなのです。

自然界では欲求の強い個体ほど、あるいは強欲《ごうよく》であるほど、生き残る確率が上がり、逆に欲求の弱い動物では、生存競争を勝ち抜くことが難しくなります。同様に人間も、欲求のままにアクセルを踏みっぱなしにしている個体が一番成功をつかみそうなものです。ところが実際は、アクセルを踏みながらも適度にブレーキも踏み、欲求を我慢することのできる個体の所得のほうが高くなります。こうした結果を見ると動物との違いは明確であり、つくづく人間は面白い存在だなと感じます。

ただ、脳のなかで欲求に対するブレーキが利《き》きすぎた場合は、摂食障害で食事を摂《と》れなくなってしまったり、禁欲的になりすぎるがために子孫を残せなくなったりするなどの弊害《へいがい》が生じます。このため、ブレーキは適切なレベルであることが必要とされますし、さらに、アクセルよりもブレーキのほうが必ず弱くなるような仕掛けが、脳には備わっています。

欲求に対するブレーキを利かせないといけないケースでブレーキが利かなかった場合、人間は、ある種の後ろめたさを感じます。また、ブレーキにはアクセルに対して時間的な遅れがあり、その遅れが次の行動に対しても少なからぬ影響を与えるため、アクセルとブレーキを上手に踏み分けることは、とても複雑な作業になるわけです。

こうした作業によって人間は欲求をコントロールすることができ、社会性が求められる集団のなかでも生きていくことができるわけです。

アクセルとブレーキの関係は、軍備拡張競争の話に似ています。軍拡競争では、もちろん最初に核を持った国が強い力を持つことになるわけですが、核そのものの社会実験は、一九六〇年代に終わっています。

しかし、国際社会全体が核開発の動きにブレーキをかけるべきだと思っているにもかかわらず、その後も新たに核を持とうとする国が後を絶ちません。なかなかブレーキをかけられない状態が続いています。

これは国際社会が、「核を持ちたい」という欲求のまま生きる人たちに対し、ブレーキをかける必要性をきちんと理解させなかったため、社会実験が終了してから五〇年以上も経過しているのに、現在のような状態が続いているのだと思います。

所得の高い人の脳内で起きていること

真壁　欲求に対して述べますと、アクセルばかり踏んでいる人だけの世の中になれば、社会は確実に機能不全に陥ります。また、アクセルばかり踏んでいる人が最高のパフォーマンスを上げられているかといえば、必ずしもそうではないのです。

すると、アクセルとブレーキをうまくコントロールすることが必要になるわけですが、そこがとても難しいのだと思います。

なぜかといえば、中野先生のお話にもありましたが、人間の欲求というのは非常に本源的なものなのです。だからこそ、そこにブレーキをかけるということについては、誰もが違和感や不快感を抱きます。

ただ、皆にとって難しいことであるからこそ、欲求に対するブレーキのかけ方のコツをつかんだ人は、成功することができるのだと思います。

それでは、所得の高い人や成功を手にすることができるような人は、どのようにして自分の欲求にブレーキをかけているのでしょうか？　それを行動経済学の視点から考えたいと思います。

まず、ブレーキをかけることに対して違和感を抱かないことが必要です。そのためにも、ブレーキをかけたあとに得られるメリットを明確にしておく必要があります。

受験勉強を例に取ってみましょう。受験生は、友達と遊びに行きたい、ネットサーフィンがしたい、などといった様々な欲求や眠気を我慢して、勉強を続けているわけです。勉強をして学力を上げるという行動は、志望校に入るために行っているわけです。

将来、達成できるかもしれない志望校合格と、遊びたい、あるいは眠りたいという欲望を比べ、前者のメリットのほうが大きく、後者をデメリットと感じた場合は、受験勉強を続けるという意思決定をするわけです。

ただし、メリットとデメリットの度合いというのは、人によって違ってきます。高校三年生であれば、友達とも遊びたいし、彼女とデートもしたいでしょう。「私の青春を受験勉強だけで終わらせたくない」と思う人がいるかもしれません。

やはり欲求に対するアクセルとブレーキをきちんと踏み分けることは、非常に難しいことなのです。

ブレーキを利かせる仏教徒の人口は

中野　アクセルを踏みっぱなしで想起されるのは、出生率の話です。アメリカの調査機関、ピュー・リサーチ・センターによれば、世界の宗教人口の増加率に関し、二〇一〇年から二〇五〇年までの予想値を見ると、イスラム教は七三％増、キリスト教は三五％増、ヒンズー教は三四％増などと、各宗教では軒並み増加します。これに対し、仏教だけが減少する予測なのです。

仏教は禁欲を説く宗教ですが、そうではない宗教との人口増加率は今後、ここまで差が開くということです。

ただ、キリスト教として一つにまとめてはありますが、キリスト教のなかでもカトリックとプロテスタントでは、その考え方が大きく違っています。ゆえに、こうした予測が正しいかどうかは一概には分かりませんが、とても面白い予測だと思います。

この人口爆発については、日本でも一九七〇年代頃まで相当に心配されていて、「これ以上に人口が増えたらどうするのだ」という議論がありました。現在の少子化に対する議論に接すると、隔世の感があると思います。

先述の数字のなかで仏教徒だけ人口が減少するのは、仏教が争いを遠ざけ、自分の欲求のままに行動することを嫌う宗教であることを考えると、納得がいきます。

直感的にいうと、仏教徒で大富豪であるという人は、他の宗教信者に比べて少ないような気がします。特にユダヤ教徒には大富豪が多いような印象がありますし、ヨーロッパからアメリカに渡った清教徒、すなわちキリスト教のプロテスタントの信者は、勤勉に働いてお金儲けをすることは神の意思であると考えています。

真壁　日本人は比較的宗教意識の低い国民だといわれますけれど、たぶんその通りでしょう。私はロンドンに合計八年おりましたが、本当にいろいろな宗教信者がいて、宗教上の戒律が非常に厳格な人たちは、やはり文化的な行動様式が大きく規制されていました。

そういう意味では、宗教が果たす役割にはいろいろな面があり、社会的な要因としても非常に大きいのだろうと思います。そして、これは心理学以前の問題なのだろうと。

中野　そうかもしれません。もっとも、心理を見るまでもないかもしれないのです。そもそもの行動規範を外部に設定してあるわけですから。影響があるのは当然かもしれません。

真壁　行動経済学では、年齢や性別といった人間の属性についての研究は確かにあるのですが、私の知る限り、宗教などのバックグラウンドによる行動経済学の分類を、あまり見たことがないような気がします。

ご存じの通り、もともと行動経済学は心理学から発祥しました。そして、行動経済学が主に発達した地域がアメリカであり、ヨーロッパなのです。

そうすると、人種だったり宗教だったりという属性は非常に微妙な問題になってきますので、それぞれの属性を分けて聞いたり、あるいは研究したりすることは好ましくないということになります。

ただ研究という意味では、宗教別という分類があると、確かにいろいろな差が出ると思います。

中野　人種間の差を見た研究では、絶対音感に関するものがあります。

他の条件をそろえるために、アメリカに移住してから第二世代以降の人たちを対象にして、人種や出身国別に絶対音感の有無を調べたところ、アジア系の人が絶対音感を持っている率が高いということが分かったのです。

このように絶対音感であるならば、誰かが持っていても持っていなくても、一般的な生活を送っていくうえでは差別にはつながりにくいのですが、たとえば所得などに関して研究するのは、ちょっと倫理的なハードルが高いなと感じます。

知らず知らずのうちにリスクを取っている日本人

真壁　それに関連して、リスクの許容値などを計測してみるのは、非常に面白いと思います。日本人はリスクを取らないと一般的にはいわれているのですが、実際は、そうでもないという見方もあります。

たとえば日本人の個人金融資産のなかに占める株式保有比率が一〇%前後と、欧米諸国に比べて低い。そのため日本人はリスクを取らない国民だ、などといわれてしまうのですが、不動産はずっと持ち続けているわけです。しかし実は、不動産のほうがはるかに価格の変動率が高い。ということは、その分だけリスクも高いわけです。

一生かけて三〇〇〇万円とか五〇〇〇万円もする不動産を買っているわけですから、意識しているかどうかは別として、結果的には非常に大きなリスクを取っているのです。

中野　それは面白いです。みんながマイホームを買うから自分も買うなどと、寄らば大樹の陰的なところが日本人にはあるのも確かです。

真壁　では、なぜ日本人は株式を買わないのに土地を買うのか？

株式は上がったり下がったりが激しく、大不況時には、ドーンと大きく下がるわけです。たとえば「昭和四〇年不況」のとき、あるいは一九八七年一〇月の「ブラックマンデー」などでも大きく落ちていますね。また二〇〇八年の「リーマン危機」、あるいは二〇二〇年のコロナ禍でも、株価は大きく下落しました。株式投資にはそうしたリスクがあるということが、日本人には刷り込まれているのです。

日本で不動産価格は、一九九一年七月まで、統計を取り始めて以来、あまり下がったことはありませんでした。右肩上がりでずっと上昇し続けてきたといえます。このような成功体験が日本人のなかにはあって、土地を持つということに対するリスクを忘れさせているのかもしれません。

成功に必要なもう一つのカギ「二次レイヤー」

中野　いま成功体験の話が出ましたが、それには一次レイヤーと二次レイヤーがあります。一次レイヤーは、我々が「食べる」「セックスする」「眠る」と同じレベルで、絶対に必要なもの、成功体験を踏襲《とうしゅう》する部分の一部として存在しています。

太古の昔であれば、「以前ここに実がたくさん成る木があった」「かつてこの場所で鹿の群れを見た」などといった理由で、同じ場所に行けば食べ物にありつけるかもしれないといった成功体験です。

要するに学習。このように、単純な一次の学習は行われるわけです。その一次の学習にしたがって、自分の行動計画を立てることは、必ずしも間違ったことではありません。が、「その成功体験が、もしかしたら間違っているかもしれないですよ」と感じる二次レイヤーを人間が備えたというところが、他の動物との違いなのです。

二次レイヤーを維持しておくのは、けっこう大変ですし、これは、とても壊れやすいのです。ブレーキと同じぐらいの壊れやすさだと思ってもらっていいでしょう。

この二次レイヤーについては、それを保っていられる人とそうでない人がいて、「成功体験を踏襲《とうしゅう》するのがいいのだ」というタイプの人と、「いやそうではない、成功体験も間違っているかもしれない」と思えるタイプの人、この二種類が存在するということになります。

そして、この成功体験の二次レイヤーを上手に管理できる人が、人生で成功できるというわけです。

成功体験や欲求に対するブレーキを上手に利かせる人ということですが、では、脳のどの部分がその大事な機能を担《にな》っているのでしょうか？

成功体験の二次レイヤーでは、自分自身を客観的に見ることが必要になります。脳のなかでは、「背外側前頭前皮質《はいがいそくぜんとうぜんひしつ》」近辺が、それを行います。また、「腹内側《ふくないそく》前頭前皮質」という部分も同様な役割を担うのですが、この部分は「これは正しい」「これは誤っている」、あるいは「これは良い」「これは悪い」といったことを処理する部分です。

このとき、こうした機能が十分機能していないと、どうなるでしょうか？　欲求のままに自分がやりたいことを実行しても、あまり後ろめたく思うことがなかったり、「自分は正しいことをやっているのに、なぜ世間は分かってくれないのか」などと感じてしまったりするのです。ゆえに周りにいると、けっこう面倒な人ではあります。

面倒な人を外見で見抜く方法

中野　実は、この脳の部分が十分に発達しているかどうか、面倒な人を外見から見分ける方法があります。身なりから分かるのです。

ベストセラーになった『人は見た目が９割』（竹内一郎著、新潮社、二〇〇五年）は、やはり一面では厳然たる事実なのです。身なりを人間の判断基準にすることは、そう間違った話ではありません。他人から自分がどういうふうに見られているのかが分かるセンスを持つ人と、そうではない人の差は、極めて大きいといえるのです。

たとえば、その機能がうまく働いていないタイプの人は、全身を高級ブランド品などでカチッと固めていても、なぜか靴だけがボロボロだったりする。あるいは、安っぽい服を着ているにもかかわらず、バッグだけは高級なものを持っている、といったケースです。

または、すごく高級なスーツを着ている割には髪がボサボサだったり、スーツとネクタイのコーディネートがちぐはぐだったりするわけです。

つまり、外から見ていて、何か奇妙な感じを周囲に与えてしまっている人は、客観的に自分の姿を想像するという機能が十分ではない可能性があり、それが直接、身なりに反映されてしまうといったことがしばしば起こり得るのです。

話を成功体験に戻しますと、人間は実績があることのほうが安全だと思いがちですから、成功体験を繰り返そうとします。でも、本当に利益を大きくしようと思ったら、ゼロベースで考えたほうがいい場合があります。

たとえば、ジャンケンで相手が三回連続でグーを出し、こちらがずっとパーを出して勝ち続けていたとしても、四回目にグーが来るのかどうか逆に考え込んでしまう、そんなバイアスも同時に人間は持っているのです。成功体験から自由であろうとして、かえって成功体験に足を取られている例といえます。

成功体験というものは、どんなものであっても、いろいろな人間の性質を新たに見せてくれる、良い切り口になるのかもしれません。

過去の成功体験にあぐらをかき、新商品を作れなくなった日本企業

真壁　その点は、行動経済学的な分析よりも、まず心理学的に分析されているという

ことでしょう。企業経営者が一番やってはいけないのは、過去の成功体験に固執することだと思います。

そして、なぜ人間が成功体験に固執してしまうのかといえば、人間は他人に自分の過去を自慢したい生き物だからなのです。私も成功も失敗もたくさんしてきたけれど、できれば失敗の話はせずに、成功した話を皆に聞かせたいわけです。

ただ、自慢話をする人は経営者には向きません。なぜなら、企業経営をする際に周囲の状況は常に変化し、万物は流転《るてん》するからです。「あのときは、間違いなくこうだった」「俺が若い頃、こんなことをやったら、すごくうまく行った」などと部下にアドバイスしたところで、今回も同じようになるとは限らないのです。

結果的に、その経営者の過去の経験と同じになってくれればいいのですが、常に状況は変化していますから、その後のプロセスも結果も違ってくるはずなのです。それを冷静に判断できる人でなければ、経営の舵取《かじと》りをするのは難しいと思います。

すなわち、中野先生がいわれる「その成功体験が、もしかしたら間違っているかもしれないですよ」と感じる二次レイヤーを、経営者が持っているかどうかが重要なのです。
虚心坦懐《きょしんたんかい》に、そのとき自社が置かれた経営環境、あるいは世界の経済情勢を冷静に分析する。さらには、過去の自分自身の成功例と照らし合わせながら、これまでと同じ部分を見つけたら、その部分を変えてみる。こういう発想がなければ、なかなか新しいものは生まれません。

さらに、現在は商品の開発スピードもどんどん上がり、新たな機能を搭載した新商品を出したとしても、遅くとも数ヵ月、早ければ数週間で、ライバル企業に追いつかれてしまいます。それに加えて競合相手は、国内にとどまらず、世界中にいるわけです。企業経営者が過去の成功体験に浸っている暇などないはずです。

私は、日本経済が一九九〇年代以降、ずっと低迷を続けてきた最大の理由は、過去の高度経済成長期の成功体験にしがみついたまま、新しいことに踏み出せなかったことが一つの要因ではないかと思います。

第二次世界大戦が一九四五年に終わり、焼け野原からソニーやホンダといった、その後の日本経済を牽引《けんいん》する企業が立ち上がり、「トランジスタラジオ」や「スーパーカブ」といった新しい製品を次々と作り上げ、世に出していきました。

ソニーの本社には、当時、金のモルモット像がありました。実はソニーがまだ小さかった頃、ある週刊誌の記事で「いくらソニーが新しいものを作ったとしても、すぐに資金力のある大手電機メーカーが同じものを作ってしまい、販売力がないので結果的に負けてしまう。ソニーは新商品が売れるかどうかを調べるための実験動物、すなわちモルモットだ」と、指摘されたのです。

これに対してソニーも猛反発するわけですが、創業者の一人、井深大《いぶかまさる》さんは、「大企業のモルモット、結構なことではないか。周りにどんなことをいわれようとも、私たちは新しいものを作って市場に出すモルモットでいよう」と、逆にそのことを面白がっていた。そうしてソニーの本社に金のモルモットの像を置くようになったという話があります。

もしかしたら、これは二次レイヤーを持っている井深さんなりの、モノマネ企業に対するアンチテーゼだったのかもしれません。すなわち、「そのモノマネの成功体験が、もしかしたら間違っているかもしれないですよ」と、むしろモルモットの希少性を示したかったのかもしれません。

また、ソニーやホンダだけでなく、この当時の日本企業の多くが、とにかく新しいものを作っては世界を相手に売り歩いていたのですが、あるときそれが、ピタリと止まってしまいました。過去の成功体験ばかりを見て、後ろ向きになってしまったのです。以下、二次レイヤーを持っていなかった日本の企業を概説していきます。

まず、業績が厳しい状況が続けば、新しいものを生み出すため、企業の合併や業界の再編が行われることも多いのですが、日本では、後ろ向きの合併や再編が繰り返されました。

例を挙げましょう。化学業界では、一九九四年に三菱化成と三菱油化が合併して三菱化学が誕生し、また一九九七年には、三井東圧化学と三井石油化学工業が合併して三井化学が生まれました。いずれも、過大な設備の解消や物流の合理化を狙ったものです。

自動車業界でも、一九九九年には業績悪化に苦しむ日産自動車がルノーと資本提携を行って、カルロス・ゴーン氏を社長に迎え入れました。日産は、実質的に、ルノー傘下に入ったのです。

いまでも「技術の日産」などと呼ばれますが、当時は販売車種もたくさんありました。しかし「ゴーン改革」では、販売ラインナップを削ったり、様々な整理縮小が進められたりして、ゴーン氏は「コストカッター」などと呼ばれもしました。

ただ、ゴーン氏が二次レイヤーを持っていたことは確かでしょう。「負の遺産」になっていた系列の部品企業などとの取引を停止し、「過去の遺産」として成功体験を捨て去りました。

このように、過去の遺産の上にあぐらをかき、新しいものを作ることができなくなってしまった日本企業は、どんどんライバル企業に後れを取っていきました。欧米企業の背中は遠のくばかりか、かつては品質の悪さで見下していたアジア各国の企業が急成長を遂げたため、部分的には追い抜かれてしまいました。

日本企業は生産性が低いなどといわれます。それが日本企業の弱みだとも指摘されます。しかし生産性とは、インプットとアウトプットの比率を指します。他の人が作ることのできない付加価値が高い製品を作ることができれば、自然と生産性は上がっていくはずです。
残念ながら日本は、一九九〇年代初頭にバブルが崩壊してから、「羹《あつもの》に懲《こ》りて膾《なます》を吹く」とでもいいましょうか、新しいものを作り出していくという行動を忘れてしまったように思います。「脳ブレーキ」が利きすぎたといってもいいように思います。

中野　そうですね。日本でもスタートアップはブームのようになっていますが、巨大に成長するような企業はなかなか出てきません。株式市場への上場がゴールになっているような感じさえします。また日本では、こうした企業を皆で育てていくという発想になりにくいのかもしれません。

バブル崩壊後の日本経済低迷の原因は

真壁　こうしたマインドの劣化やアニマルスピリッツの喪失もかなり大きいのですが、以下では、成功体験を疑う脳の二次レイヤーを持たなかった日本の指導者層の失敗を見ていきたいと思います。

まず日本では、一九九〇年代にバブルが崩壊し、一九九七年に金融システム不安が生じました。そうして一九九七年から二〇〇二年までが、戦後の日本経済で一番厳しい時期でした。

その間、日本ではずっとバブルの後始末をしていたわけですが、そのとき世界経済で何が起きていたのかといえば、デジタル革命です。日本が不良債権処理などのバブルの後遺症に苦しみ、なかなか新しいことができないとき、世界ではデジタル革命が進行していました。我が国は、その動きに、完全に乗り遅れてしまったのです。

この間の出遅れは、とてつもなく大きい。結果、日本は、欧米だけでなくアジア各国に対しても、デジタル面では後れを取っています。二〇二〇年春の新型コロナウイルス禍のなか、保健所から東京都への感染者報告がファックスでなされ、集計数に間違いが起こるなどの大混乱が生じたのも、「デジタル政府」が完成していなかった証拠です。

一方、中国などは、個人の権利にも国家が大きく介入できるので、個人情報の収集などを一気に進めており、デジタル環境はものすごく強化されています。

今後、ＩＴ先端分野を中心に、アメリカの自由資本主義体制と中国の国家資本主義体制の覇権争いは熾烈《しれつ》を極め、世界は多極化に向かうのだろうと思います。しかし、日本は米中にかなり後れを取っています。ＩＴ先端分野に限っていえば、後進国といってもいいぐらいです。

そのことを多くの国民が痛感したのが、新型コロナウイルス禍での政府の対応だったと思います。そもそも一〇万円の特別定額給付金も、いつ入金されるか分からない。「下手《へた》をすれば冬のボーナスに間に合わないかも」などと、笑われていました。役所などでは、オンラインの申請書をプリントアウトし、手作業でチェックを行っていました。

一方、海外ではどうだったか？　ドイツ人の友人が給付金を五月二九日に申請したところ、三一日には口座に振り込まれていた、ということです。

では日本は今後、どうすればいいのか？

いまだに実情に合わなくなった古い仕組みや制度がたくさん残っています。これまで、そうしたシステムを大きく変えることができなかったのです。それは、過去の成功体験に縛られていた、ということかもしれません。企業や国民、そして社会全体が、チャレンジすることに対し、二の足を踏むようになってしまったということでしょう。本来なら誰かが二次レイヤーを使い、「いままでの仕組みは本当に優れたものだったのか」と問題提起しなければならなかったのです。

たとえば政府の経済政策です。これまでは、不況になれば公共事業投資などの伝統的な景気対策を打ち出してきました。しかし、そうした政策による効果は、あまり大きくはありませんでした。それが二〇〇〇年代以降、日本経済が沈んだままでいる原因の一つです。政治家にも二次レイヤーがありませんでした。

それは政府だけでなく、民間企業でも同じです。バブル崩壊後、リーマン危機などの経済危機も経験したため、どうしても有事に備える守りの戦略ばかりを採ってきました。

それは日本の企業が高い収益を上げる一方で、巨大な内部留保を抱えることを見れば明らかです。

ＩＴ先端分野、つまりＡＩ（人工知能）やＩｏＴ（インターネット・オブ・シィングス：モノとインターネットの融合）、ロボットなどの分野で、欧米や中国企業は開発スピードを速めています。こうした最先端分野では、一度後れを取ってしまうと、その差を縮めることは難しくなります。現在、日本が乗り遅れたデジタル革命以上のことが、世界中で進行しているのです。

人間に備わった脳の二次レイヤーを活性化し、一度、高度成長期の成功体験を捨てないと、日本経済全体で競争力が失われ、縮小均衡に向かうのは明らかです。

確かに、少子高齢化に伴う労働力人口の減少など、日本経済を取り巻く環境は厳しさを増していますが、人口が減少しても経済活動の拡大に成功した例は、過去にいくつもあります。

「人口減少＝経済低迷」と決めつけてしまっては、いつまで経《た》っても、日本経済は沈んだままです。

たとえば、一九九〇年以降のスウェーデンやイタリアなどは、労働力人口が減少しながらも、経済成長を達成しています。そのカギとなったのが、生産性の向上です。

繰り返しになりますが、新たなものを作り出せば、日本が苦手とされている生産性は向上します。労働者一人ひとりが付加価値を高めることができれば、労働力人口の減少にも十分に対応できると思います。

脳科学者が考える成功体験を過信した歴史上の大失敗

中野　いま真壁先生から、国家として過去の成功体験にとらわれた失敗例をお聞きしましたので、私からは個人の例を挙げたいと思います。歴史上の人物になりますが、過去の成功体験にとらわれた失敗例として、石田三成《いしだみつなり》の「忍城《おしじょう》攻め」に触れたいと思います。

主君である豊臣秀吉《とよとみひでよし》が毛利《もうり》攻めの最中、備中《びっちゅう》・高松城を水攻めで落とした成功体験を真似《まね》て、石田三成は北条《ほうじょう》攻めの一環で、忍城を水攻めで落とそうとしたのですが、結局、落とすことはできませんでした。

この失敗により、「三成は戦《いくさ》が下手だ」というエピソードが一般にも流布《るふ》されました。この三成の戦下手は、小説で映画にもなった『のぼうの城』などにも描かれていますが、現代を生きる私たちの心にも深く印象づけられています。ちょっと、気の毒なようにも思いますが。

ただ忍城の水攻めに関しては、史実などを繙《ひもと》くと、実情は違います。秀吉が自分の成功体験をもとに、得意とした水攻めで忍城を落とすよう、三成に強く勧めたのです。最初、三成は反対していたのですが、最終的には渋々と従った、という説が有力なようです。

天下人目前の秀吉に対して、あの三成でも意見がいえなかったということでしょうが、老いた秀吉の脳では、二次レイヤーが働くこともなかったのかもしれません。若い頃は非凡な脳の切れ味を見せた人でも、残念な意思決定をすることがあるものだと、どこか悲しいような思いもします。

こうした歴史上の出来事を振り返ってみても、それが個人であれ国家であれ、過去の成功体験に縛られず、脳のブレーキと成功体験の二次レイヤーを大切にしなければならないことが分かると思います。

第2章

マーケットを脳科学で分析すると

中野信子

テレビアニメの『サザエさん』(二〇二〇年六月七日放送回)で、次回予告のあとに行われるジャンケンにおいて、サザエさんが「五回連続で同じ手」を出していると話題になりました。

私は、まったくあり得る話なのに、皆が奇跡だと思っていることこそが面白い、と感じました。

これは統計の誤謬《ごびゅう》。これには皆さんも騙《だま》されてしまうようで、株式市場などマーケットの世界でも、同じようなことは起こるそうです。

第2章では、「バブルはなぜ起きるのか」といったマーケットの動きについて、行動経済学と脳科学の分野から分析していきたいと思います。

株が三日連続で上昇すると翌日は下がる？

真壁　日経平均株価が三日連続で上昇したとしましょう。では、四日目もこのまま上がるのか、それとも下がるのか？

「三日も連続で上がったから、そろそろ下がるかもしれない」――株式投資をやっている人ならば、こんなふうに思った経験があるのではないでしょうか？

また、連騰が続いたので、そろそろ下がるだろうと思って買いポジションを処分したところ、まだまだ上がって悔しい思いをした、そんな経験がある人も多いかもしれません。

これは行動経済学でいうところの、「ギャンブラーズ・ファラシー（ギャンブラーの誤謬）」というテーマです。

株価が三日続けて上がる話と同じように、たとえばルーレットを回して赤が三回続けて出たとします。そうすると、多くの人が「四回目は、そろそろ黒が来るだろう」

と思い込んでしまいがちなのですが、実際に次のルーレットで出る色の確率は変わっていません。

その前に三回連続して赤が出ていたとしても、次にルーレットを回したとき、赤が出る確率も黒が出る確率も半分半分、変わりはありません。すなわち、赤が三回続こうと一〇回続こうと、その次にルーレットを回したときに黒が出る確率は、やはり半分なのです。

このことを裏付ける「大数《たいすう》の法則」というものがあります。これは統計学の考え方なのですが、ルーレットを合計三万回回したとすると、だいたい一万五〇〇〇回くらいは赤が出て、残りの一万五〇〇〇回くらいは黒が出るというもの。つまり、何度も何度も数多く試行を重ねることで、その事象の出現回数が理論上の値に近づいていく定理のことをいいます。

ルーレットで赤と黒が出る確率は、それぞれ二分の一ずつなので、ルーレットを回す回数を増やせば増やすほど、赤と黒が出る確率は、それぞれ二分の一に近づいていくわけです。

話しを元に戻しますと、赤が続けて三回出た場合、これまで三回しかルーレットを回していないので、三回まで赤が出たからといって、四回目で黒が出るという理屈は成り立たないのです。

中野　こうした統計の誤謬は、人間が引っかかりやすい典型ともいえるものです。ルーレットでも「次はこの色が出るに違いない」と決めつけてしまうと、統計学上では同じ確率になるはずにもかかわらず、ついつい四回連続で同じ色が来るはずがないなどと思い込んでしまうのですね。

真壁　人間は左右対称なもの、すなわちシンメトリーなものに安らぎを感じるところがあるのです。

たとえば木。様々な形をしたものがあり、広葉樹などは自由に枝を広げています。しかし、たとえば針葉樹の杉や檜《ひのき》を見ると、「ああ、立派な木だなあ」と、安定感を覚えます。

考えてみると、杉や檜といった針葉樹は、基本的に左右対称に成長するので、人間は安らぎを感じやすいのでしょう。こうしたシンメトリー的なものを、特に人間は好むのです。

ルーレットで考えた場合も、赤と黒が最終的に二つ並べば、左右対称でシンメトリーといった感じがするから、赤が来れば次は黒が来るだろうと思い込む。いや、そもそも思い込みたいだけなのかもしれません。それで安らぎを感じようとしているのではないでしょうか。

マーケティングでは、最初に提示された数字や条件が基準となって、その後の判断が無意識に左右されてしまうことを利用した「アンカリング」という手法があります。それに近い状態なのかもしれません。

ルーレットで赤が出るか黒が出るか、これは、それまでの結果とはまったく関係がありません。それでも、そもそも先入観のようなものがあるので、心理的に自分が望む「シンメトリーな結果」になってほしいと思うのではないでしょうか。

エネルギーの大食漢・脳が好む美人の条件

中野　いまのご指摘は極めて鋭く、人間の本質的な部分を突いた話ではないかと思います。人間は「シンプルなものこそが美しい」とイメージしてしまう傾向があります。たとえば美人といわれる人の顔は左右対称であることが多いといわれています。

では、なぜ左右対称の顔を美しいと感じるのでしょうか？　その人が健康であり、それが顔に表れているから、結果、左右対称であることに美しさを感じる、というふうに考えがちですが、実は脳に理由があるのです。

これは、脳の「認知負荷」の問題です。脳という器官は、実はものすごく楽をしたがっています。そのような状態では、左右対称の顔のほうが楽に認知できるので、ついついそうしたタイプを美人だと感じてしまうわけです。

では、なぜ、脳は楽をしたがるのでしょうか？　それは、脳がものすごいエネルギーの大食漢《たいしょくかん》であることに関係しています。人間の脳は、物事を考えたり、何かを認知したりするだけで、膨大《ぼうだい》なカロリーを使うのです。

ところが人間の脳は、他の動物と比べれば相当な重量があるのですが、人間の体全体から見ると、実は三％程度の重量しかない。この三％の重量で、カロリーや酸素は、体全体の必要量の四分の一ぐらいを使ってしまうのです。

会社内に社員全体の三％ぐらいの人数しかいない部署があり、もしその部署が予算の四分の一を使い切るとなると、これは大変なことになります。社内から猛反発を食らうでしょう。あるいは社内全体に対し、非常に丁寧な説明が必要になるかもしれません。他の部署からは、いずれにしろ「なるべく節約しなさい」といわれるはずです。

これは脳の場合も同じであり、常に他の器官から節約を求められているわけです。ゆえに、なるべく節約しながら脳を動かしたいのです。

結果、節約しながら脳を動かせるような刺激があれば、それを好ましく感じるのは当たり前のことで、左右対称の顔を美しいと感じるのは、脳が使用カロリーを低く抑えるためなのです。こうして認知負荷も低く抑えることができるのでしょう。

人間が左右対称なもの、シンメトリーに安寧《あんねい》を求めてしまうのは、認知負荷を低く抑えたいからだということです。

美しいことと正しいことは、必ずしも論理的に一致しているとは言い難《がた》いのですが、私たちはこれを混同してしまう傾向を持っています。たとえば、誰もが論理的であると思うような有名な物理学者でも、「その方程式はなぜ正しいといえるのですか」と問われたとき、「美しいからだ」と答えたというエピソードが知られています。美しさを判断することと正しさを判断することは、脳の同じ領域で処理が行われているので、脳のなかではこれらを峻別《しゅんべつ》することが難しいのです（＊このテーマは後述します）。

「人間は合理的で、マーケットは完全だ」という伝統的経済学の矛盾

真壁　行動経済学は、人間の経済行動について複数の選択肢がある場合、メリットとデメリットをそれぞれ明らかにして、意思決定を明確にしていこうという発想なので

す。

行動経済学は、実は心理学者が始めた学問で、様々な実験を通じて人間の心理的な傾向を分析することで、結果を理論的に体系化しようとしています。いうなれば、心理学者の作った意思決定理論なのです。

一方で、伝統的な経済学は、「人間は合理的な存在であり、間違ったことや不合理なことをするはずがない」という前提から理論を組み立てています。また、「マーケットは常に完全である」という前提に立っています。

しかし経済学が前提としていることは、人類史上、いまだかつて達成されたことがない前提です。実際には起こり得ない前提をもとにするということは、経済理論を普遍化できるというメリットがありますが、この前提を突き詰めていけばいくほど、現実から乖離《かいり》していきます。

中野　伝統的な経済学で現代社会を語ることは、古典力学で宇宙を語ることに近いのではないでしょうか。物事を巨視的に見ようとしているときや、十分に長い時間を取って、その間に起きていることを説明するためであれば、伝統的な経済学でも適用できる現象があるでしょう。

ただ現代は、脳の働きもかなり解明されています。さらに遺伝学の知見を使うこともできる。個人個人の属性やバックグラウンドをもとにして、コホート（群）を分類して分析していくこともできます。すると、伝統的な経済学がこれまで取り扱うことができなかった個体差についても、理論を構築していくことは可能だろうと考えています。

時代に合った新しい経済理論が必要になっているのは確かでしょうし、それが可能な時代になってきているのではないでしょうか。

真壁　「人間が合理的であって、マーケットも完全である」という現実的には存在しない前提に基づいて、伝統的な経済学では、様々な経済理論が組み立てられてきました。

このため伝統的な経済学というのは、長い目で見ると、ある一定の均衡点を見出《みいだ》すことができます。が、現代社会は非常に変化のスピードが速く、しかも価値観も多様化しています。伝統的な経済学が導き出すような画一的な解が本当に存在するのか、という反省が、経済学者のなかにもあります。

たとえば金融市場では、バブルが何度も発生していますが、バブル時には理論価格よりも高い株価であるにもかかわらず、皆がどんどん「買い上がる」ような状態に突入します。

人間が合理的であるという前提に立ってしまうと、理論価格よりも高い株価で買ってしまうバブル状態は、絶対に起こり得ないのです。

「経済学を現実の社会に近づけるには、どうすればいいか」ということを考えたときに、前提そのものを現実に近づけようとする理論がいくつも生まれています。そもそも人間が合理的な存在であり、マーケットが完全であるとした前提がおかしいのですから。

たとえば、商品やサービスの「売り手」と「買い手」の関係性に関して、売り手と買い手が持っている情報に格差が生じていることを指摘したアメリカの経済学者、ジヨージ・アカロフの「情報の非対称性」という理論があります。

この「情報の非対称性」を放置したままにしていると、質の高いサービスや商品を提供していた売り手が市場から撤退することになり、それこそ自分たちに都合の良いことしかいわないようなあくどい売り手だけが残る「逆選択」が起こり得るとされています。こうしたことが繰り返されていると、消費者にそっぽを向かれ、マーケットそのものが消滅しかねません。

このため、たとえば株式市場であれば、「インサイダー取引の禁止」や「有価証券報告書の提出」を義務づけるなどして、「情報の非対称性」を解消する制度が整備されるようになりました。

また、人間は様々な制約条件によって不完全な行動しか取れないことを提唱したアメリカの経営学者、ハーバート・サイモンの「限定合理性」も、実際の前提に合わせようとした理論です。行動経済学もその一つで、一九七〇年代後半に意思決定理論として登場し、これを使うことで、何となく経済学が現実に適合していきそうだ、という感覚が広がり始めました。

そして二〇一七年、アメリカの経済学者のリチャード・セイラーが、これまでのやり方を変えるためには、「ナッジ（しつこく文句をいう）」されたときよりも、「ナッジ（肘《ひじ》で軽く突く）」されたときのほうが、ずっと良い結果を出すという「ナッジ理論」を提唱し、ノーベル経済学賞を受賞しました。

こうしたこれまでの動きがあって、行動経済学は実際に使えるかもしれないと、注目されました。つまり行動経済学は、経済学者の反省の結果でもあるのです。

バブル発生と脳のメカニズム——なぜ人類はバブルを作ってしまうのか？

中野　人間の歴史はバブルの歴史、ともいわれるそうですが、そもそもバブルはどうして発生するのかについて考えてみたいと思います。私は、個人が利益を追求し続けざるを得なくなった結果としてバブルが発生するものであり、いわば、ねずみ講のようなものだと認識しています。

真壁　バブルは、経済学では、一種の「合成の誤謬《ごびゅう》」との見方もあります。一人が最も良い選択をしたと思っているのだけれども、それを全体から見ると実際にはとんでもない選択をしており、必ずしも好ましくない結果に陥ってしまう、ということです。

たとえば、不況で業績が悪化した企業がリストラを実施して、人件費を抑制したとします。この場合、企業経営者はコストを削減したということで評価されますし、上場企業であれば株価上昇につながることもあります。

一方で、この会社のリストラ策は、社会全体にどういった影響を与えるのか？　実際は一社のリストラ策で大きな影響は出ないのですが、一般論としては、従業員の人件費が抑えられれば、消費は増えません。消費が抑えられれば、結果的に企業の在庫が増えて、生産を抑制しなければなりません。

そうなると、最終的に、国のGDP（国内総生産）は落ち込みますし、税収だって減少してしまいます。

バブルは合成の誤謬で発生するものですが、行動経済学の最大のメリットは、バブルを分析する能力があることなのです。

中野　一般の用語ですが、「品が良い」という表現がありますね。優雅で洗練されていることを意味する言葉ですが、人間の行動に対してこの言葉が使われるときには、抑制的な、とか、共感的である、という意味を含むようになります。

ゲーム理論で話題になった「しっぺ返し戦略」は、「上品な戦略」と呼ばれます。決して自ら相手を攻撃したり、利得を一人占めしたりしないというものです。

集団のなかで、すべての人が「品の良い」振る舞いをしていれば、全体としてもうまく行きます。でも、品が良い人と良くない人が混在しているような場合は、品の良くない振る舞いをした人のほうが、品の良い振る舞いをしている人よりも、一見、短期的には利得が大きくなるように見えてしまいます。

品の良くない振る舞いをした人が儲かるということが集団のなかに流布《るふ》されていくと、利得を増やさないと相対的に自分の経済的地位が下がり、生活が困窮するため、品の良くない戦略を取る方向に圧力が加わります。

すべての人が品の良い振る舞いをしていれば、集団として良い均衡点を達成することができるのですが、現時点では何らかの外的要因などを考えない限り難しい。SDGs（持続可能な開発目標）と真逆の、利得のみを追求する下品な戦略を大多数が取らざるを得なくなった結果として生じるのが、バブルという現象ではないかと理解していますが、経済学の見地からはいかがでしょうか。

真壁　人間は、短期的に儲けられると感じた瞬間、アクセルを一気に踏み込むものです。それが株式市場であれば、誰かが「この銘柄が上がりそうだ」とアクセルを踏み込むことで株が買われるわけです。

たとえば、ズーム・ビデオ・コミュニケーションズ（Ｚｏｏｍ）の株価は高騰しており、二〇一九年末には六八ドルだった株価が二〇二〇年六月には二四〇ドルと、わずか半年で三・五倍になりました。

新型コロナウイルスが中国で拡散したときに、「いまは中国国内だけの問題だけれども、感染は世界中に広がるだろう。そうなれば欧米の都市ではロックダウン（都市封鎖）が行われ、日本国内では緊急事態宣言が発令されて、人々は行動を自粛し、オンラインの会議が増える、よし、買いだ」などというふうに連想できれば、思い切りアクセルを踏み込めるのですが、実際には、なかなかそうは行きません。

株式市場は、二〇二〇年三月に大幅な下落を示したわけですが、Ｚｏｏｍのように、こうした状況下でも買われた株もあり、その株価は上昇しました。さらに株価が上昇しているのを見て、「この株を買えば儲かる」と誰かが思えば、さらにその株は買われ、株価が上がり、またさらに誰かがその株を買うから株価が上がるという、「買いが買いを呼ぶ」状態になるわけです。

中野先生が指摘されるように、人類の歴史には常にバブルが存在しており、「人類の歴史＝バブルの歴史」といってもいいくらいです。買いが買いを呼ぶような状態になると、買えば常に儲かりますから、このサイクルがしばらく続くわけです。

そして、買いが買いを呼んで株価が上昇しているとき、買い手側にブレーキをかけさせる役目を果たすのが、「金融工学」だといわれています。金融工学には、「フェアバリュー」、すなわち金融商品などの本質的価値を示す「適正価格」や、あるいは

「公正価値」と呼ばれる概念があります。

こうした概念においては、「市場価格はいずれ、経済の基礎的条件、ファンダメンタルズに基づくフェアバリューに回帰していくと考えられているので、それが買いが買いを呼ぶ状態にブレーキをかけてくれるはず、よってバブルは発生するはずがない」とします。これが金融工学の考え方です。

ただ、金融工学が想定しないといっても、バブルが発生していることは事実です。日本国内でいえば。一九八五年から八九年にかけてバブルが発生し、好景気に沸きました。このとき日経平均株価は一万三〇〇〇円台から三万八九一五円まで上昇し、不動産価格も上昇しましたが、株価も不動産も永久に上がり続けることなどあり得ないわけです。

中野先生がいわれる通り、仕組みとしては「ねずみ講」と一緒ですから、最後にババをつかんだ人が株や不動産を買った瞬間、バブルは破裂し、終わりを迎えるわけです。

金融工学ではフェアバリューは常に存在しているとされ、株や土地といった資産価格がフェアバリューよりも高く形成されることはないという発想です。そうした考え方に基づくと、本来、バブルは起きてはいけないのです。そのためアノマリーと呼ばれる「例外事象」として処理するため、バブルを分析することを放棄しています。

先述しましたが、日本経済でいえば、バブルは一九八五年から八九年までのあいだに起こり、アメリカの場合だと、一九九五年から二〇〇〇年まで、「ＩＴバブル」が起きました。アメリカでは、そのあとさらに不動産バブルが生じ、結果的にリーマン危機を引き起こすことになりましたが、小さなものを含めれば、バブルは世界各国で、常に起きています。

このようなバブル現象を何とかして説明できないものかということで、行動経済学にお鉢《はち》が回ってきます。

人間は「儲けられる」と感じるとアクセルを踏むと述べましたが、買いが買いを呼ぶ状態になると、アクセルは踏みっぱなしになります。バブル期には皆がアクセルを踏みっぱなしの状態になるのですが、一〇〇人中一〇〇人がアクセルを踏みっぱなしにしてしまったら、それ以上、株価は上がらなくなります。これがバブルの終焉《しゅうえん》ということになります。

ものの値段は、買う人が売る人よりも多いから上昇する。皆が買い、それで買い終えてしまったら、買う人はいなくなります。あとは利益を出すために売りに行きますので、当然、価格は下がります。

バブルが形成されていく途中で、金融工学が「株価がフェアバリューよりも上がりすぎですよ」とブレーキを踏んでくれるはずなのですが、人間の心理に対しては、金融工学によるブレーキは利かないのです。

中野　バブル時に、自分がどこでブレーキをかければ良いかなど、冷静に考えれば分かりそうなものです。しかし、そのさなかにいると、冷静に客観的には判断できなくなる。周りの人も皆アクセルを踏んでいると、自分は踏まなくても良いのだろうか、という不安が高まる方向に圧力がかかります。

このときは誰もが失敗したくない、勝ち馬に乗りたいと思うでしょう。こうして、「バンドワゴン効果」（人々がある行動を支持すればするほど、その行動を正しいと思い込む心理現象）と同じ原理が働くのではないでしょうか。

チューリップの球根まで投機の対象に

真壁 バブル時は、株価が上がるから買う、買うから株価が上がるのであって、まさに乗り遅れてなるものか、という「バンドワゴン効果」が発揮されるのだと思います。

中世のオランダでは、チューリップの球根が投機の対象になりました。当時のオスマントルコからオランダにチューリップの球根がもたらされ、貴族や富裕層にとっては富の象徴となった。そのため珍しい品種も開発されるようになりました。

そして、珍しい球根などには高値が付いて売買されたため、投機の対象となり、富裕層だけでなく、一般市民までがチューリップ球根の売買に参加。我れ先にとチューリップ球根を買って、チューリップ球根の価格は、どんどん上昇していきました。

このときは球根の値段が一〇倍以上になりましたが、ある日、「隣町でチューリップが買われなくなった」という噂《うわさ》が流れると、今度は売りが売りを呼ぶ状態となり、一気に価格は下落、バブルは弾けました。

このように、バブルは株価以外でも発生します。私は、バブルができるために必要な条件は二つあると認識しています。

一つは金融緩和などで各国の通貨当局、つまり、日本でいえば日本銀行が大量にお金を刷って、マーケットにお金が余っている状態であることが必要条件です、
このとき、マーケットはコップと一緒なのだと考えてもらえれば分かりやすいと思います。東京証券取引所第一部の上場企業数は二〇二〇年八月現在、二一〇〇銘柄ぐらいです。時価総額はおよそ五〇〇兆円ありますので、五〇〇兆円の入っているコップがあると思っていただければ良いと思います。

その五〇〇兆円の入ったコップに、市場で余ったお金が五〇兆円分入ると、株価は一〇%上昇することになります。そこまで簡単な話ではないのですが、株式市場を単純化すると、そういうことです。要するに、買いたい人が売りたい人よりも多ければ、株価は上昇するのです。では、どのくらい上昇するかといえば、株式市場に注入

された資金量に比例して上昇します。

ただ、よほどお金が余っているときでなければ、株式市場にまでお金は回ってきません。大きなバブルになるためには、大量のお金が余る引き金となるようなイベントが必要になります。

たとえば、一九八五年から八九年にかけて発生した日本のバブルで、その引き金となったのは、一九八五年九月のプラザ合意でした。過度なドル高是正のため、日本、アメリカ、イギリス、西ドイツ（当時）、フランスの大蔵大臣と中央銀行総裁が、アメリカ・ニューヨーク市のプラザホテルに集まって、各国が協調行動を取ることで合意しました。

この狙いは、為替市場をドル安に誘導することによって、アメリカの輸出競争力を高め、貿易赤字を減らすことにあり、各国は為替市場に対してドル売りの協調介入に踏み切ったわけです。

日本の円は当時一ドルが二三〇円ぐらいでしたが、一年間で一五〇円台ぐらいにまで円高が進みます。二〇二〇年八月には一〇六円くらいなので、いまの感覚でいえば、一ドルが六〇円台くらいの円高に、一年間でなってしまったようなものです。

ここまで円高が一気に進むと、日本が不況に陥ってしまうということで、日本銀行は金利を引き下げて、お金をいっぱい刷り、市中に供給しました。もちろん、そのお金は実体経済にも回ったのですが、あまりにもたくさんのお金を市中に供給したものだから、その多くが金融市場や不動産に流れ込みました。

このように金融市場や不動産にお金が流入したのは、多くの人が「日本銀行がこれほどお金を刷って市中に供給したのだから、株や不動産の価格が上がるだろう」と思ったからなのです。

バブルに必要な「神話」

真壁　これがもう一つの条件になりますが、バブル発生には、皆が信じ込む「神話」が必要になります。日本の一九八〇年代のバブルには、株価は右肩上がりになるのだ、不動産の価格も上昇するのだ、という神話（皆が信じ込む成長への期待）がありました。

「金あまり」と「神話」、この二つがそろうと、意外と簡単にバブルはできあがってしまうのです。日本だけでなく、これはアメリカでも同じ。たとえば一九九五年から二〇〇〇年まで、アメリカではITバブルが生まれました。

このときは、ITと名前が付けば、どんな銘柄であっても株価が上昇しました。ITバブルでは一九九五年頃からIT関連株が上昇を始め、九九年から急上昇するわけですが、それ以前の九八年にアメリカのFRB（連邦準備制度理事会）が低金利政策を選択し、金あまりの状態が既に生まれていました。

さらに、当時のアメリカではインターネットで商品を購入する「ネットショッピング」が急拡大するなど、IT化がどんどん進んでいました。このため、名だたる大企業がビジネスモデルの見直しを迫られていました。

この背景には、IT関連企業の成長率が高くなるという神話が存在しました。そうして余ったお金が株式市場にどんどん流れ込んで株価が上がり、それがバブルになっていったということだと思います。

人はなぜ周囲と同じ行動をしたいのか

真壁　行動経済学は、一人ひとりのミクロベースでの意思決定理論と、群集心理などを中心に、社会全体の動きを分析しています。そしてバブルについては、後者の研究を当てはめることになります。

人間は、皆と一緒に行動していたほうが幸福感や快感を得られるわけですが、逆にいうと、一人で取り残される状態に対しては、ものすごく不安感を抱きます。こうした心理が働いて、バブルは生じやすくなるのだと思います。

それが歴史上、何度も繰り返されてきたわけですから、人間には、一言でいえば、学習効果というものがまったく働かないのだと思います。

中野　皆と一緒にいることを好む性質は、人間の本質的な特性でもあります。人間は他の生物に比べて丸腰での戦闘能力は低く、肉体も脆弱《ぜいじゃく》なので、群れを形成したほうが生き残りやすくなるのです。

脆弱さの内訳は以下のような性質です。まず、人間の場合、子どもを産めるようになるまで最低でも十数年かかるという具合に、成人になるまでの時間が他の生物と比べると異様に長い。その間、外敵に対して戦うことも十分にはできませんし、襲われた場合の逃げ足も遅い。特に、子どもや、妊娠中、子育て中の母親などは、集団のなかに守られている必要があるのです。

なぜなら、集団のなかに守られていないこうした個体は、リスクに対して抵抗する能力に乏しいからです。たとえば、戦えもせず、逃げ遅れて、あっという間に野獣に食べられて死んでしまったりします。

狩りなども、体格や体力の面で成人男性より劣っている場合がほとんどであると考えられますから、自分一人で食べていくことも難しい。また農作業でも、もし自分の畑が不作で作物が穫れなかった場合、集団内にいなければ他の人の分け前にあずかることもできず、やはり生き延びる確率が低くなります。

このように、皆で一緒にいることこそが人間の最大の武器といえるのです。集団でいることを選好した個体が選択的に生き残ってきた、と考えても良いかもしれません。

この行動を促進するために、「皆と一緒にいるのが好きだ」と思わせる仕掛けが必要になります。

何万年もかけてこの性質が強化されてきた結果、私たちは「ぼっち」でいることを恐れる性質をいまだに持ち続けています。私たちが、仲間とともにいることが自然だと感じているのは、理由のないことではないのです。

人間はそれくらい、仲間とともにいることを強みにして生き延びてきた種です。そのため、集団でいることのネガティブな効果には、あまり目が向けられないようです。

集団でいることで個人としての意思決定を奪われ、少数派が意見をいいにくくなってしまうのも、そのためかもしれません。

有名な実験に、「ペプシ・チャレンジ」というものがあります。この実験では、ペプシコーラとコカ・コーラを、両方ともラベルを隠して飲んでもらいます。ラベルを隠したままの状態ではペプシコーラのほうが好きだという人が多かったのですが、ラベルがある状態ではコカ・コーラが好きだと答えた人が多くなりました。

ラベルのある状態では、かなりの人たちは、無自覚に、個人的なものであるはずの味の好みが集団の選好するであろうものに影響されてしまう。それゆえに、コカ・コーラを選んでしまったのでしょう。

これは、コカ・コーラとペプシコーラの味の好みを答えてもらう実験でした。しかし、どちらの株を買いますかというタスクであれば、もしコカ・コーラ株のほうが好調であれば、味はペプシコーラのほうが好きでも、コカ・コーラの株を買うのではないでしょうか。これは、人間の意思決定が周りの意見や情報に影響を受けやすいことを端的に示す例といえます。

人間の脳は、皆が思っていることを感じようとする、いわゆる「空気を読む」という能力を持っていて、「背外側前頭前皮質」および左脳の「上側頭溝《じょうそくとうこう》」という部分がその役目を果たしています。

そのため、これらの部分をだまして、「この株や、この銘柄は、価格が上がるに違いない」「この芸術家の作品を買っておけば、何年か後には数倍で売れるに違いない」などという刷り込みを行ったならば、その株や芸術作品のバブルが生まれるでしょう。

脳のこれらの部位は、いわゆる群集心理の影響を非常に受けやすく、アンテナのような働きをします。

上側頭溝は側頭葉にあり、背外側前頭前皮質は前頭前野にありますが、そもそもこれらの部位は、人間で特異的に大きく発達しているものです。

人間は、周りの意見をどれだけ気にしていることか。これを処理するために、脳のかなり多くの部分が充てられていることは、脳を機能的に解剖《かいぼう》してみれば、とてもよく分かるのではないかと思います。

株のトレーダーはチンドン屋と同じ

真壁　そうした脳の働きや人間の習性を最初から十分に理解していれば、「ブレーキ」はかけやすくなります。

バブル発生時に起きやすい事象として、行動経済学には「ハーディング現象」という研究対象があります。これは、人間には、合理的に物事を判断したり意思決定をしたりするよりも、たくさんの人と一緒に同じ行動を取ることに安心感を抱き、周囲に同調しやすい傾向がある、というものです。

具体例を挙げましょう。羊の群れが一〇〇頭、先頭の羊はカランカランと大きな音が鳴るベルを着けています。その先頭の羊が右に曲がると、一〇〇頭の群れは一斉に全頭、右に曲がる、そんなイメージです。

もしも、その先に狼が待ち受けていることを一頭の羊が知っていたとしても、集団のなかにいることを優先して、自分が持っている情報を無視するのです。すなわち、非合理的な集団の動きに同調した結果、羊の群れ全頭が狼に食べられてしまう可能性が生じます。そう、集団として間違った方向に進んでしまうわけです。

羊でいえば、羊をリードする牧羊犬がいて、吠えかけたりしながら、羊に正しい行動をするよう促すわけですが、株式市場でその役割に当たるのは、株式評論家といわれる人だったりします。ところが彼らは間違えることが多く、牧羊犬としての能力は怪しいものです。

株式市場でいえば、たとえばこのところ絶好調なトレーダーが「この銘柄を買った」という情報が市場参加者のあいだに駆け巡ると、「じゃあ、私も買おうか」ということになり、その銘柄の株価は上昇します。

しかし買い遅れた人が慌てて買った頃には、その最初に買っていたグループが利益確定のために売り注文を出し、株価は下がっていきます。結果、遅れてやって来たグループは損をする、ということになるわけです。

その銘柄の株を最初に買ったトレーダーは、昔、街中でよく見かけたチンドン屋と同じです。チンドン屋が音楽を鳴らしながら歩いていると、「何か面白そうだ」と、皆が付いていってしまう。このチンドン屋の役割には、株式評論家のような人も含まれると思いますが、私は長いあいだ金融実務の世界で生きてきたので、相場の読みが間違っても痛くもかゆくもない「評論家」という「人種」が、あまり好きではありません。

こうした株式評論家のなかには、ものすごく声の大きな投資家がいたりしますが、なかには相場予測をしょっちゅう外すような人もいて、「この人がいえば、相場のトレンドは終わる」などといわれるわけです。

それに、偉い株式評論家が皆、強気になったら、その上げ相場はもう終わりだということも、現役時代は意識していました。

逆に、偉い株式評論家の先生が、「もう日本株はダメだ、買ってはいけない、当分は上がらないだろう」といえば、喜んで買ったらいいと思います。そうすれば、十中八九儲かるでしょう。

元ディーラーが教える相場との向き合い方

真壁　隣にいる人も前にいる人も横にいる人も、皆がアクセルを踏んでいるので、自分も踏もうと思う――これが「バンドワゴン効果」です。

株式市場の世界では、「女性週刊誌に株式投資の話題が出たら、現在進行中の上昇・下降トレンドは終わりだ」といわれています。

最近では、日本の主婦層が株やFXなどの金融取引を行うようになり、海外で「着物トレーダー」などと呼ばれて話題になりましたが、かつて主婦層は、株式市場にはあまり興味を示しませんでした。普段は興味を持っていない人まで参戦すると、それまでのトレンドが終わる、そんな意味です。

私が銀行で実際に相場と格闘していたときには、あるルールを作っていました。それは「二一・五一・七一のルール」と呼んでいたもの。その意味するところとは、正しいことは、世の中では、最初の段階では少数意見だということです。

たとえば一〇〇人のうち二〇人くらいが、「これから景気が良くなる」と思って株を買っても、まだ誰も気がつきません。ところが株を買っている人が二一人を超えてくると、これから景気が良くなると、皆が気づき始めるのです。

そうした考え方がさらに広まり、五一対四九になると、景気が良くなると考えて株を買う人の数と、株を買わない人の数は逆転します。

ただ、まだこの段階では、景気に対して強気な人はアクセルを踏み続けているので、株価の上昇トレンドは続きます。ところが、景気が良くなるという空気が充満し、株を買う人が一〇〇人中七一人になってしまったら、もう、そこで飽和状態になってしまうのです。

なぜでしょうか？　七一人が景気に対して強気であり、株を買っている状態になると、さらに株価は上昇し、いままで株に興味を示していなかった先述の主婦層などのような人たちまでが、株を買い始めます。そうなると、現在、株を持っている人たちのなかから、「儲かったから一度手仕舞いしよう」と株を売る人が出始め、株価は下がり始めます。

すると、その動きを見た人も売り始めます。そうして残りの二九人が買って七一人が売るという状態になり、株価は必然的に下がっていくわけです。

私の銀行マン時代、今後の相場が分からなくなって判断に迷った際には、四〇人くらいいた部下をすべて集め、このルールを実践していました。

やり方はこうです。まず、集まった部下全員に目をつぶらせます。そうして、「これからまだ株価が上がると思う人は手を挙げろ」と、挙手させるわけです。同じように、下がると思っている人にも手を挙げさせました。こうして、七割が「まだ上がる」といったときこそが、まさに売り時なのです。

実際には、ここまで単純には行かないのですけれども、一つの目安として、「株式相場は皆が強気になったときが終わり」、ということを示せる実験だと思います。

中野先生が指摘されたように、金融市場のプロであろうが素人《しろうと》であろうが、大勢の人たちと同じ気持ちでいたいという心理は皆、共通。同じ人間なのですから。ただ、相場の世界はまったく別物なのです。そこで皆と一緒にいると、皆が損をすれば、自分も同じように損をします。

そのため、どこかで意識的に群れから離れる必要があります。そうやって、自分を無理矢理、群れから離すために、私は「二一・五一・七一のルール」を作りました。

ブレーキとなるはずの金融工学は役には立たないので、アクセルを踏みっぱなしの自分にブレーキをかける道具として、自らルールを作るしかない、そんな感じです。

こうして七一％が強気になったら、そこで強制的に、そして機械的にブレーキをかける仕組みを作ったのです。

簡単に分かるバブルの見つけ方

真壁　そして、相場の世界で勝ち残るもう一つのコツは、バブルとうまく付き合うことです。そのとき、まずは誰よりも早くバブルの発生を見つけることがポイントになります。

「バブルがそんなに簡単に見つかれば、苦労はしない」と怒られてしまいそうですが、バブルを見つける方法は、意外と簡単なのです。

個別の銘柄については、ちょっと別の話になるのですが、たとえば東京証券取引所の一部上場銘柄というのは、基本的に日本経済の縮図といわれています。これは金融工学の発想なのですが、日経平均などの株価や株価指数のトレンドは、基本的にＧＤＰの成長率とパラレルになるはずなのです。

なぜか？　ＧＤＰは日本国内の企業の付加価値の合計（＝儲け）と私たちがもらう給料の合計額になります。資本分配率と労働分配率の割合が変わらないとすると、たとえばＧＤＰが五％成長しているということは、企業業績も五％上がっているということ。すると株式市場とＧＤＰはパラレルなのだから、五％ずつ企業業績が良くなるのであれば、株式市場も五％上がっていくという理屈が成り立つわけです。

ところがある時期、たとえば一九八五年から八九年には、株価は急激に上がってはいるのですが、ＧＤＰそのものは、そこまで増えていなかった。すると、その前の株価が間違っていたのか、あるいはそのときの上昇が間違っているのか、そのどちらかになります。

いずれにしても市場は常に間違える存在なので、ＧＤＰと比較して日経平均などの株価指数の上昇率があまりにも高い状態が続いていれば、「これはバブルが生まれている」と判断して間違いありません。

そして、大きなバブルというものは、三年から五年は続きます。また、これは経験則ですが、このバブルによって、上がり始めの頃から、株価は三倍くらいにまでふくれ上がります。

たとえば一九八〇年代のバブルでは、日経平均は一九八五年当時、一万三〇〇〇円でした。それが最高値を付けたとき、三万八九一五円になっていました。おおむね三倍です。

それからアメリカのＩＴバブル時。一九九六年末から二〇〇〇年まで、ナスダック総合指数は、一三〇〇ポイント台から四〇〇〇ポイント台にまで上がりました。これもほぼ三倍です。

そこで、まだ価格が三倍に達していないバブルを見つけたら、次にそのバブルに乗るか乗らないかの意思決定を行います。バブルに乗らないのだったら乗らない、乗るのであれば早く飛び乗ってしまい、価格が三倍になるまでのあいだに逃げます。こうして利益を確定し、資産を形成してしまうことが大事です。

中野　真壁先生のご説明はよく分かりますが、よほど自制心があって理性的な人でなければ、実行するのは難しいのではないかと思います。

頭で理解できてはいても、なかなかその通りには振る舞えないというのが人間です。理性的に振る舞える人だけで社会ができているとしたら、スキャンダルを扱うような週刊誌があんなにたくさん売れることはありません。スキャンダルそのものが絶対に生じないということになりますし、スキャンダルを楽しみに待つような人もほとんどいないはずでしょうから。

けれども、スキャンダル記事がこれだけ巷《ちまた》に溢《あふ》れているということは、社会でやってはいけないと見なされていることをついついしてしまう人が非常にたくさんいる、ということでもあります。

さらにいえば、やってはいけないことを皆に守らせようとする働きが大衆にはあります。守れなかったこと、違反したことをスキャンダルとして非難し、攻撃することを快感と感じる大衆心理も、見ていてあまり気分の良いものではありませんが、現象としては興味深いものです。

一九八〇年代末頃のバブル期にも、日本人全員が株取引をやっていたわけではなく、真の意味でバブルに踊っていたのは、むしろ少数なのかもしれません。

バブルに乗っている人たちを遠巻きに見ながら「下品だなあ」と思う人たちの存在、サイレントマジョリティがいたのもまた、非常に興味深いと思います。

真壁　そう、株取引に参加している人のなかにも、バブルが起きたとしても乗らないと判断する人もたくさんいるわけですから。ただ、バブルに乗ろうと決めたとしても、バブルをうまく乗りこなすのは、やはり非常に難しいのです。

私の経験則ですが、だからこそ、正しいルールを作って、それを機械的に守るということが重要になってくるのです。まさにブレーキをどうやって利かせるかということが試されるわけです。

人間の心理的習性や行動様式、さらには脳の機能などをきちんと理解していれば、ブレーキはかけやすくなるのだと思います。そしてそれが、中野先生との今回の対論の主眼になるとも感じています。

バブルでなくとも、正しいルールをきちんと決めて、厳格に、そして機械的に、ルールを運用する。例外は設けない。そこまでやっていれば、株式投資で損をすることはほとんどなくなります。投資の世界で大切なのは、皆と違うことをすることなのです。

では、バブル以外の局面では、どこで買うのか？　繰り返しになりますが、マーケットでは、売りたい人と買いたい人の数で値段が決まります。皆が買っているときは株価は割高になるし、皆が売っているときは割安になる。だから、「皆が売っているときに買う」というのが答えになります。

二〇二〇年に入って、新型コロナウイルス感染症の影響で経済活動が止まり、株価も大きく下がりました。ワクチンの完成時期にもよりますが、経済の底は、おそらく四月だったのではないかと思います。

しかし金融市場を見ると、株価などは二〇二〇年三月一九日に底を打っています。そのときの日経平均株価は終値で一万六五五二円。そこまでは皆が、「どこまで下がるか分からない」と、一生懸命売っていたわけです。

そして、このとき買いを入れることができるかどうかが、株式市場で勝ち抜くポイントになります。繰り返します。株は上がったときに買うものではない。下がったときに買うものなのです。

ただ、そうはいっても、株価が落ちているときに買えば、それこそ「落下しているナイフを素手でつかむ」ようなことにもなりかねないですし、そこが下がり始めであれば、大やけどをすることになります。

そこで次に大切になってくることが、「どこまで下がるかの目安を自分なりに持つ」ことです。ただし、これも非常に簡単で、ＰＢＲという指標を判断材料にすれば良いのです。

ＰＢＲは「プライス・ブックバリュー・レシオ」といい、「株価純資産倍率」と訳されています。これは一株当たり純資産の何倍の値段が付けられているかを見るものですが、現在の株価が企業の資産価値（解散価値）に対して割高か割安かを判断する目安としても使います。

株が売られるときは、だいたい、ＰＢＲがほぼ〇・八になるくらいまで売られるものです。会社の価値の〇・八倍までです。リーマン危機のときもそうでしたし、コロナショックのときもそうなのですが、ＰＢＲが〇・八になると、タイミングを計ったように、株価の下落がピタリと止まるのです。

日経平均株価でＰＢＲが〇・八というのは、一万五八〇〇〜一万六〇〇〇円くらいだったと思います。そこまで売られると、ＰＢＲを意識して、プロは買いに来る。こうしたこともあって、下落はＰＢＲが〇・八のところでピタリと止まるということだと思います。

短期の痛みを消すために長期の痛みを無視する人間

中野　バブルが発生しても、そのあとには必ず新しい産業が登場するというのが経済の流れだと思うのですが、日本では、なかなか新しい産業が育っていないようでもあります。失われた二〇年、あるいは三〇年ともいわれていますが、真壁先生は、どうして新しい産業が生まれてこないのだと考えていますか。

真壁　政策の失敗もあるとは思うのですが、アメリカなどと比べて一番大きな違いは、アニマルスピリッツの欠如なのだと思います。

日本のバブルは一九八九年一二月二九日に株価がピークを迎え、そこからずっと落ちてきたと述べました。これは要するに、資産価格が落ちているわけですから、企業は負債の圧縮といったバランスシート調整をしなくてはならなくなります。

つまり、一億円のお金を借りて一億円で資産を買ったのだが、バブルが崩壊したら一億円の資産の価値が五〇〇〇万円になってしまった、と。こんな感じです。そうすると、五〇〇〇万円を償却しなければならないから、バランスシートの調整を行わないといけなくなります。

結果的に、日本は、バランスシート調整に九一二年もかかったのです。バブルの後始末が本当に終わったのは二〇〇二年三月期。なぜ、そこまで時間がかかってしまったのかといえば、一つには、一九九〇年にバブルが弾けたあとの政策が挙げられます。

当時の自民党政権は何をしたか？　雇用の維持を優先させたのです。日本人にとって雇用はものすごく重要であり、失業すると、人格を否定されたような気分にさえなるからです。

中野　真壁先生のご指摘には日本国民として反省の気持ちを覚えます。雇用と自尊感情の問題は、心理学でも、よくテーマとして上がります。雇用の喪失は経済的な打撃である以上に、人格を否定されたかのような重大なダメージをその人に与えかねない、深刻な問題なのだ、と。

真壁　さらに自民党は、雇用を維持するために公共事業を行い、建設・土木業界に六〇万人の雇用を創出してもらいました。私は業界が悪いといっているのではないのです。しかし残念ながら、当時の建設・土木業界というのは、生産性が低いのです。新しいものを造るといっても工法は旧態依然としているし、さらにいえば、日本では一九八〇年代後半までに、インフラ投資がほとんど終わっています。

このインフラ投資には二面性があるとされます。たとえば高速道路を建設すると、そこに需要が生まれること。もう一つは、設備投資の側面です。

東名高速道路が完成したため、一般道で東京から名古屋までは八時間もかかっていたものが、約四時間弱で行けるようになりました。そうすると、ざっくりいって、生産性は二倍に上がるわけです。

こういう具合に、インフラ投資では、まず需要が伸びて、さらに経済全体の効率を押し上げる効果があるわけです。

したがって、的確なインフラ投資を行えば経済は成長することができるのですが、残念ながら日本では、一九八〇年代後半までに造るべきものを造り終えてしまっていた。そうすると、公共事業を行ったとしても、あまり人が通らない橋とか、誰も行かない美術館とか、そんなものばかりになってしまいます。

こうした政策は一時的に雇用を維持することはできるけれども、残念ながら経済は成長しない。日本は雇用を優先させて経済成長を放棄してしまった。つまり、短期の痛みを味わいたくないがゆえに、長期の痛みを受け入れてしまったわけです。

その結果は何か？　新しいビジネスの芽がほとんど出てきませんでした。経済学の理論からいえば、生産性が低くて経営効率の悪いところは見切りを付けて潰れてもらい、スクラップ・アンド・ビルドで、有望なところに一気に経営資源を集中させるようなことができれば良かったと思います。

一方、アメリカの場合、二〇〇〇年にITバブルが潰れたあと、さらに不動産バブルが潰れても、新しい産業が生まれているわけです。それがまさにGAFA（Google、Amazon、Facebook、Appleの四社）です。

ところが日本では、プラットフォーマーになるような会社は生まれませんでした。いまや、そのGAFAに、マイクロソフトを加えたその株式時価総額は、東京証券取引所一部上場企業の時価総額よりも大きい。バブルの後処理の違いだけで、ここまでの差が生まれてしまったわけです。

中野　確かにそうです。日本ではGAFAのような規模のプラットフォーマーは生まれませんでした。これらはアメリカで急成長を遂げ、国家をしのぐような巨大企業になっています。

アメリカでは、とにかくコストパフォーマンスを重視し、リスク投資を当たり前のように行うので、新しいビジネスがどんどん生まれる。逆に日本では、投資効率よりも流行《はや》っているかどうかを重視するようです。プラットフォーマー型ビジネスというよりも、インフルエンサーを活用したビジネス、そんな印象です。

また、品質重視でもあります。使用に差し障《さわ》りがなくとも、商品にごく小さなものでも傷が付いていたり、瑕疵《かし》があったりすることを嫌がります。売る側、サービスを提供する側も、クレームを極端に嫌う傾向があります。

先ほど真壁先生が触れられた、短期の痛みを消すために長期の痛みを無視する、ということ。これも実験されています。「いまの自分がやるのは嫌なタスクでも、将来の自分にはやらせるかどうか」を調べたものです。

実際、「いまの自分はやらずに、将来の自分には平気でやらせることを決断する」という結果になります、将来の自分がどうなるかを考えるのは認知負荷が高いことなので、人間の脳はやりたがらないのだと解釈することができます。

たとえば「ダイエットを実行する」といった、ごくありふれた課題でもそうなのですが、ダイエットをしたいなあと現在の自分が思っても、実行するのは将来の自分です。すると、目測を誤り、「きっとこれくらいは我慢できるに違いない」と、簡単に決断してしまうのです。

将来の自分がその制限を守ることができるかどうか、などということは、もう思考の外です。それと同じことが、国家レベルでもあるということですね。

真壁　まさにその通り。日本の場合は雇用の重要性が大きいですし、また選挙で票を稼ごうと思うと、やはり雇用を維持しなくてはならなくなります。

同時に株価をも維持しなくてはなりません。たとえば欧米の場合、労働市場が非常に流動的なので、失業をしても、すぐに次の働き先が見つかったりします。そういう意味で、日本とは事情が大きく異なるのですが、株価については、日本以上にシビアです。

日本は個人が株をあまり持っていませんが、欧米の場合は個人による株の保有率が高い。ゆえに、アメリカの大統領選挙で当選したいと思ったら、株価を上げることを約束するのが鉄則なのです。

ドナルド・トランプ大統領は、そういう意味では、実際にめちゃくちゃに株価を上げました。二〇一六年一一月に当選した当時も、アメリカの景気は良かった。このように景気の良いときは、基本的に、景気対策はしないのが普通です。ところがトランプ大統領は、「アメリカ経済を三％成長させるのだ」「株価を上げるのだ」と公約に謳《うた》ったものですから、景気が良いにもかかわらず、さらに景気対策を打ってしまいました。

具体的には、法人税率を三五％から二一％に引き下げ、かつ公共投資を実施しました。当然、株価は上がりますし、バブルが発生します。アメリカ経済の実力、すなわち潜在成長率は近年二％です。この二％の成長率の経済を、三％まで、力ずくで押し上げてしまった。そんなものが長続きするはずがありません。

中野　元気な人にカフェイン入りのエナジードリンクを飲ませるような感じですね。ちょっと異常な措置《そち》なのではないかと感じます。

真壁　その結果、何が起きたかというと、アメリカの財政はかなり悪化しました。またＦＲＢは、景気対策をサポートするため金利を下げて、お金をたくさん刷っています。そのドル紙幣がどこに向かっているのかといえば、一部は間違いなく、株式市場に向かっています。

儲けの喜びが損失の痛みよりも小さくなる理由

中野　株取引においても顕著にそれが出るのだと思いますが、人間は、増えることの喜びよりも、減ることの痛みのほうを強く感じる傾向があります。一増えることと、一減ることを比較した場合、一減ることのほうがインパクトが大きいのです。

このため、一増えるために何かをするのではなく、一減ることを阻止することのほうが重要視されがちになります。そこにコストをかけて、いろいろな方略を企図《きと》するのです。

何かを増やして喜びを感じることよりも、何かを失って痛みを感じることを回避しようとするのは、そのほうが生き延びる確率が上がるからなのです。

真壁　行動経済学のテーマの一つに「プロスペクト理論」というものがあります。プロスペクトとは「期待」や「予想」という意味で、予測された収益率などの条件をもとに、人間がどのような意思決定をするかをモデル化したものです。大きく分けて、二つの文脈から成り立っています。

一つは、喜びと痛みの非対称性です。一儲けることよりも一損することのほうが痛みは大きいということについては、私も臨床実験をやったことがありますが、とても個人差が大きくなります。

個人差が大きいとはいえ、儲けることの喜びが一だとすれば、損をすることに対する痛みは、三から四ぐらいになるといわれています。

これを実際の株式の売買にあてはめてみると、投資家は収益よりも損失に敏感になるので、株価が上昇して収益が出れば、損失が出るのを怖がって、すぐに利益を確定してしまいます。その後、まだ上昇しているのを見て、悔しがって再び買ったとしても、買ったところが天井だったりするわけです。

一方、損失が出ている場合、なかなか損切りができず、そのままにしてしまいがちです。そして何もできず、ただ神棚に手を合わせて、「神様、明日は上がっていますように」と祈ることぐらいしかできなくなる。結果、その株は、塩漬けになります。また損失が出てしまったあとは、よりリスクが大きな投資判断を行うようにもなります。それで損をすると、損が損を呼び込む負の連鎖に陥《おちい》るわけです。結局のところ、人間の一般的な特性を考えると、投資には向いていないということでしょうか。それが「プロスペクト理論」で分かるのです。

株で損切りができないわけ

真壁　もう一つは確率の誤認です。主観とも関連するのですが、確率が高いものを確率が低いと見てしまいがちであることも、人間の特性なのかもしれません。逆に確率が低いものを確率が高いと見誤ってしまうこともよくあります。

たとえば飛行機が墜落したというニュースを見た翌日に、飛行機を使った出張があるとします。すると、自分が乗る飛行機が墜ちないか心配になるわけですが、ただ、前日に飛行機が墜ちようが墜ちまいが、自分が乗る飛行機が墜ちる確率に変化はありません。むしろ事故の直後は整備がしっかりと行われるので、飛行機が墜落する確率は下がるかもしれません。

しかし気持ちとしては、「自分の乗る飛行機が墜ちるのではないか」と、不安に駆られてしまうものです。

行動経済学では、「人が何らかの意思決定をする場合に使う確率に対する評価は、主観的評価によって修正されるもの」と考えています。つまり、主観によって物事の発生確率を高く見積もったり、逆に低く見積もったりしてしまう、ということです。

利益と損失のどちらの場合も、客観的な確率が低いときには合理的な重み付けを上回る評価が行われるとされ、逆に客観的な確率が高くなっていくと、合理的な重み付けを下回る評価が行われがちになるのです。

要するに、小さな確率が過大評価されてしまい、大きな確率が過小評価される、ということです。

また、確率が本当は高いのに低く見がちだということに関して主観が働いてしまうのは、「自己保存の法則」が働いているのだと思います。人間には、どうしても自分の身を守りたいという本能があるからです。

たとえば、選挙でテレビ局が当選確実の報道を流したとします。リポーターがマイクを持って、「おめでとうございます、当選確実です」と候補者に伝える場面がたびたび登場します。

この「当選確実」ですが、テレビ局の人にいわれれば、八〇％以上の確率で間違いないわけです。それにもかかわらず、本当のところはどう思っているかは別にして、候補者は「開票率がまだ二〇％ですから、まだ分かりません」とインタビューに応じ、横にいる奥様も、心配そうな顔をしながら「大丈夫かしら」と夫の顔をのぞき込む、こんな構図をテレビではよく見かけます。

価値関数とこの決定の重み付けは、人間の理屈に合わない行動を説明するものであって、先ほどご紹介した「プロスペクト理論」を構成する重要な考え方になります。

この決定の重み付けを分解していくと、身を守るためにはどうしても保守的な見方になってしまうということになるわけですが、「意思決定」というのは、ファイナンス理論でいえば、「発生する確率×価値観」で決めるものとされています。

ただ、儲かる場合と損をする場合の感じ方がそもそも対称ではないので、価値観がもともと歪《ゆが》んでいることになります。

発生する確率についても、低い確率を高い確率だと見誤り、高い確率を低い確率だと見誤るわけですから、その掛け算の積、すなわち意思決定は、歪むに決まっています。

こうしたことを統計学的、あるいは確率論から見ても、人間は正しい判断を実行しにくいということが分かると思います。

喜びを痛みの四分の一しか感じないから、株価が上がったときに素早く利益を確定してしまい、逆に損をしたときは損切りができない。ということは、株価が高いところで買ってしまい、安いところで売ってしまうということなので、基本的に人間は投資に向いていない。だからこそ、ブレーキをかけることを覚えるためにも行動経済学が必要なのだと思います。

中野　ギャンブルでいえば、カジノで賭けることのできる倍率の高さと、当たる確率の高さはほぼ逆比例になっていて、倍率の高いところは当たりにくくなるうえに、胴元に取られる控除率（手数料）も高くなっています。

ギャンブルでは必ず胴元が儲かる仕組みがあります。もちろん、そうでなければ経営が成立しませんから、客に「勝っている」と認識させながら、控除率といった形で、客があまり気づかないように、利益を集めているわけです。

このあたりのことも、計算をするとよく分かるのですが、あまりギャンブルをしたことのない人は、見かけの派手さにつられて倍率の高いところにドーンと賭けてしまったりします。

逆にギャンブルが上手な人は、控除率の低い、つまり胴元に持っていかれる手数料の割合が低く、なおかつ当たりやすいところにチョコチョコと賭けて、手堅く儲けているのです。

そういうことは、学校の授業で教えることはまずないですよね。

脳科学と経済学の融合が描き出す未来――ドーパミンが通貨に？

真壁　ギャンブルの話になりましたが、このような報酬が期待される行為によって、ドーパミンという脳内物質が分泌《ぶんぴつ》されます。これは快楽物質ともいわれています。

このドーパミンは、神経科学と経済学が融合した学際的な学問である「神経経済学」の分野でよく議論されていますが、この分野も非常に面白いといえましょう。行動経済学会でもセッションを一つ作ることにしているのですが、じっと議論を聞いていると、「これは本当に経済学なのかな？」と思ってしまうのです。

つまり、ドーパミンや、その他の脳内物質がどれだけ分泌されているかなど、確かに面白いのですが、「何ミリグラム分泌されています」などといわれると、さすがに経済学の範囲として扱っていいものだろうか、どこかで線を引いたほうがいいのではないか、と思うときがあります。

中野　神経科学の研究者の一部は、ドーパミンが、ドルや円よりもずっと汎用性《はんようせい》の高い通貨そのもののようなものだと思っているところがあります。仮想通貨などよりもずっと普遍的で、長期的に価値が目減りすることがありません。

そういう意味では、神経科学側からは、経済学上の問題として扱うことについては特に違和感はないのではないかな、と思います。

真壁　中野先生と私は、まったく別の方向からの経済へのアプローチになります。私は伝統的な経済学と金融工学をやって、「どうも短期の理論としては、これらは無理だな」と行き詰まりを感じていたときに出会ったのが、行動経済学の理論でした。

私はそれまで、銀行でディーリングなどを行っていました。その際、金融工学は、長期の均衡理論などには非常に有益なのですが、それを使って日々のディーリングをすることはできないと感じていました。

そのため何か使えるものはないかと探していたとき、それはロンドン留学中だったのですが、そこで出会ったのが意思決定理論として新しく登場した行動経済学でした。まだ「行動ファイナンス理論」という言葉も使われていなかったと思います。これは面白い、実践に使えるかもしれないと、飛びつきました。

中野先生は脳の機能からアプローチしていらっしゃるから当たり前ですが、ドーパミンの大切さなどを非常によく理解されている。ただ経済学側からいえば、ドーパミンが何ミリグラム分泌されているといわれても、「ふーん、そんなものかな」と感じてしまいます。

中野　話が壮大なものになってしまうかもしれませんが、ようやく電子決済が広まりを見せつつあるなか、紙のお金は、その流通量をどんどん減らしていくのだろうなと多くの人が思っているでしょう。

そのうち神経経済学がもっと進んで、脳の働きを直接計測できる、しかも簡単に人体に埋め込めるようなデバイスが出てくれれば、「ある基準となる人や集団のドーパミンの分泌量で値段が決まる」というサービスが行えるような世界も実現されるのかもしれません。ただ、ドーパミンは分泌量だけでなく、受容体の感受性や密度、トランスポーターなどによっても、動態、すなわち価値判断の様相が変わってきますから、それらをすべて考え合わせたうえで総合的に考える必要はあるのですが。

仮想の話ではありますが、実現できたとしたら、ネットの記事なども、ネガティブコメントが入り交じった、正確には支持とはいえないPV（ページビュー）数などではなく、読者の満足度によって価格が決まるという仕組みにできるでしょう。

真壁　現在はクリック数でPV数が決まり、そこから広告の単価が決まるわけです。クリック数が多い、イコール満足度は高い、という前提に基づいており、いわばサブパラメーターになっているわけです。

そのためPVの数を稼ぎたいからと、本文にはないような見出しで読者を釣るようなこともあるのです。

中野先生がいわれるように、読者の脳のなかのドーパミン分泌量を簡単に測ることができるようになれば、原稿料なども、クリック数ではなくて、読者の脳内で分泌されるドーパミン量に応じて決まるというような未来が訪れるのかもしれません。

第3章

脳の本質を見極めたマーケティング術

真壁昭夫

街中に行列ができているラーメン屋さんがあるとします。皆が並んでいるのだから美味《おい》しいのだろうと思い込んで、ついつい並んでしまうわけですが、本当に美味しいかどうかは別の話です。

こうした「思い込み」についてはマーケティングの分野で頻繁《ひんぱん》に活用されますが、脳はなぜ思い込みをするのでしょうか？

第３章では、こうした脳の働きについて、マーケティングを例に挙げながら、脳科学と重ね合わせて解き明かしていきたいと思います。

価格に潜む売り手の思惑――「価格の高い宝石は安い宝石よりも上質」は本当か？

真壁　行動経済学では、「アンカリング」とか「フレーミング効果」という有名な理論があります。

まずアンカリングとは、最初に示された数字や条件が基準となり、その後の判断が無意識のうちに左右されてしまうことを指します。またフレーミング効果とは、同じ中身だとしても、表現の方法によって、相手への印象を変えられることを指します。いずれにしても、人間が先入観を上手にマーケティングに活用している典型例です。

たとえば買い物に行ったとき、機能は同じでも、一〇〇円の商品と一五〇円の商品があれば、「価格が高い商品のほうが、きっと品質も良いのだろう」と思いがちです。ただ実際に品質が良いかどうかは、実際に両方を買ってみて、使い比べてみなければ分かりません。

中野　行列ができるラーメン屋さんも、本当に美味しいのかどうかは、実際に食べてみなければ分かりません。皆が並んでいるということから、「きっと美味しいのだろうから、私も並んでみようかな」と思い込んでしまうこともあるでしょう。

あるいは人間には、価格が高い商品と安い商品が並んでいれば、「価格の高い商品のほうが、きっと品質が良いのだろう」とか、「価格が高い商品のほうが、機能が優れているに違いない」と思い込んでしまう傾向もあるのです。

つまり人間は、どうしても先入観から逃れることはできないのでしょう。

真壁　行列に並んでしまう行動を指して、経済学では、「ハーディング現象」、あるいは「バンドワゴン効果」といった言葉で表現します。先ほどの「アンカリング」や「フレーミング効果」なども含めて、マーケティングにはよく活用されています。

既に事例もたくさんあります。たとえばアメリカに、なかなか商品が売れなくて困っていた宝石屋さんがありました。店主は宝石の値下げを行えば売れるようになると思って実行するわけですが、売れ行きはまったく変わりません。いつまで経っても売れないままでした。

困り果てた店主は、ある日、コンサルタントに相談に行きました。するとコンサルタントからは、「価格を二倍にしてみたらどうだろうか」というアドバイスを受けました。店主は半信半疑でしたが、店に戻って価格を二倍にしたところ、宝石は飛ぶように売れるようになったのです。

マーケティングにおいてプライシング（価格設定）は非常に重要だといわれています。人間は商品の見た目や商品のパッケージに書かれた説明書と同じように、買い物をしているとき、値札から商品の品質を推測することが多いのです。

しかし、その値札から得られる情報の判断が合理的であればいいのですが、なかなか合理的にはいきません。

商品の品質を確かめるには、食べ物であれば実際に食べてみたり、洋服であれば実際に試着したりするなど、自分の目、耳、舌、肌で直接、確かめる意外に方法はありません。ただ、試食や試着ができるのであればいいのですが、それが不可能なら、消費者は見た目と値札から判断するしかありません。

そうした意味で、値札は、消費者にとって品質を判断する大きな材料です。結果、価格が高く設定されているものについては、どうしても品質が良く見えてしまいがちなのです。そして、そこを売る側は利用するわけです。

行動経済学の裏側にはマーケティングの側面があり、セールスなどにも活用されています。売る側からすれば、値札は商品に込められた消費者へのメッセージであり、そこには思惑が潜んでいるのです。

宝石の話でいえば、価格は二倍になったとしても、商品の中身は変わっていません。それでも売れるということになれば、消費者側が騙されているとまではいいませんが、イリュージョン（幻想）を見せられているということはいえるでしょう。

松竹梅は「竹」を売るための戦略？

真壁　少し下世話《げせわ》な話になってしまいますが、お寿司屋さんに行きますと、昼のランチなどが「松竹梅」と区別されています。この松竹梅は、宝石の場合とは少々違います。というのも、価格によってネタの種類が違うからです。そして、マグロの赤身が中トロに変わったり、高級な白身魚が付いたりして、商品の中身が差別化されているわけです。

たとえば価格は、松が四〇〇〇円、竹が二〇〇〇円、梅が一〇〇〇円だとしましょう。私などはあまりお金がありませんから、懐《ふところ》具合《ぐあい》を考えると梅を選びたいところなのですが、そこは見栄《みえ》を張って、ついつい「竹をください」と注文してしまいます。しかし実は、この松竹梅というのは、「竹」を売るためのマーケティング戦略なのです。

実際、松竹梅とあっても、価格と消費者が感じるクオリティは比例しようがありません。なぜかといえば、実際には材料の仕入費もあるのでしょうが、松竹梅それぞれの品質をどう感じるかは、人によって違ってくるわけですから。たとえば四〇〇〇円の「松」が二〇〇〇円の「竹」より二倍も品質が良いかといわれても、それを実測することはできません。

さらに、メニューが壁に掛けられていたりして、四〇〇〇円の「松」の値段を既に見ていたとしましょう。すると、当初のランチの予算を一五〇〇円と設定しており、「竹」が予算オーバーだったとしても、割安に感じます。こんな「アンカリング効果」も効いてくるのです。

このとき、「松はちょっと高いし、もし美味しくなかったら嫌だな」と思うわけです。予算内の「梅」については、「梅を選ぶと、寿司屋さんの大将がケチな人だと思うだろうな」などと考え、世間体《せけんてい》を気にしてしまうわけです。

そうすると、必然的に真ん中の「竹を選ぶ」……そんな仕組みです。

中野　これは理論通りですね。メニューに「竹」だけを用意していたとしても売れないということですね。このマーケティング手法は、ビジネスマンの営業活動にも活用できそうですね。

真壁　実際に、この松竹梅については実証実験が行われており、約五割の人が「竹」を選んだとされています。この「竹」を選んでしまう心理を、行動経済学では「極端の回避性」といいます。失敗したときのリスクを考えて、価格が最も高いものは選ばず、また最も価格が低いものは世間体を保つために選ばず、真ん中を選びやすいのです。

このときのコツは、「松」の価格を「竹」よりもずっと高く設定し、「竹」の価格を「ちょっと無理をすれば選ぶことができる」程度に「梅」に近づけて設定することです。

たとえば不動産会社や自動車販売会社で、お客さまに物件や車を決めてもらうときのテクニックとしてよく使われている方法、それが、最初に一番高価なものを見せることです。すなわち、まずお客さまに、新しい家や車のイメージをふくらませてもらうのです。

そこでお客さまが「ちょっと高いな」となったら、次に最も安いものを見せて「ここまでグレードを落としたくはないな」という気持ちにさせ、最後に一番売りたかった不動産や車を紹介する。そうすると、すんなり売買交渉が成立するそうです。

中野　先ほどの「アンカリング」の話ですが、アートの分野が、まさにそうです。絵画の価格の決め方などは、これに近いですね。

たとえばアメリカの現代芸術家、サイ・トゥオンブリーの作品などは、一見、黒板にチョークでグルグルと描いただけの絵のようにも見えるのですが、何十億もの価格が付いています。

心理学者のジークムント・フロイトの孫に当たるルシアン・フロイドという人がいますが、この人の絵にも、ものすごい値が付きます。

絵そのものはルーベンスの絵をさらに不気味にしたような感じなのですけれども、ルシアン・フロイドは、トゥオンブリーの前の世代で一番、コンテンポラリーアートとしては高い価格が付いたとして話題になった作家です。

彼らの絵に対する市場の価格の付け方については、まだまだ議論の余地がありますし、ギャラリストたちの思惑もあるので、なかなか難しいところです。それこそ、「ドーパミンで計測したほうが適正な価格になるのでは」とも思います。

人間のワーキングメモリーの限界――「メニューの数が多すぎて選べない」

真壁　松竹梅ではメニューが三つ並んでいるだけなので選択しやすかったのですが、選択肢がたくさんある場合、人間はどういった行動を取るのでしょうか？

「選択のパラドックス」というものがあります。これは、「人間はせいぜい一桁のもののなかからしか選ぶことができない」ということを示しています。どうしても人間は、たくさんのもののなかから選ぶという行為を、ついつい面倒くさく思ってしまう。しかしそれは、中野先生が指摘されたように、脳がエネルギーを浪費できないという宿命にあることから考えると、自然なことなのかもしれません。

たとえば、ジャムの試食品がスーパーの売り場に全部で二〇種類並んでいるとします。「このなかから自由に好きなものを選んでください」と紙に書いて貼ります。もう一方の試食品は七種類。こちらも同様な貼り紙をします。この実験の結果はどうなったか？　二〇種類あったジャムのほうはほとんど売れず、七種類のほうはすべて売れたのです。

選ぶ対象がたくさんありすぎると、言い換えれば、選択の余地がたくさんありすぎると、人間は何を選んだら良いのか分からなくなってしまうのです。

私が株の売買をしているときも、だいたい三択か五択か七択の末、銘柄を選んでいました。三つのなかから選ぶのならば、実際、あまり悩まずに選ぶことができました。

ただ、もう少し選択肢があったほうがいいだろうと考える余裕があるときは、五択にしました。しかし七択にしてしまうと、だいぶ選ぶのが面倒くさくなります。

確定拠出年金に401kという制度があります。この制度では、自分で運用プログラムを選ばなければならないのですが、プログラムが二〇も三〇もあると、どれを選んで良いのか分からなくなってしまいます。このため、だいたい七つぐらいの運用プログラムのなかから選ぶような仕組みになっています。

七つぐらいであれば、自分が好きな運用プログラムを選べるので、それほど苦労もないようです。しかし、プログラムが二〇や三〇もあったら、どれを選んで良いのやら悩みに悩むことになりますから、普及しなかったかもしれません。

中野　人間の数認知というものは、一般的にはあまり強くないのです。脳のなかには「ワーキングメモリー」という機能がありますが、いってみれば、料理をするための組板《まないた》のような場所です。その組板にたくさんものを置いておける人が、いわゆる「頭のいい人」と呼ばれる形質を発揮できるのですが、組板のある作業場に置いておける作業量は、だいたい七プラス・マイナス二だといわれています。

万物の霊長と自称している割には、ちょっと残念な感じですね。

真壁　人間が万物の霊長だといっても、実はたいしたことがないのかもしれません。その経済を見ても、バブルにまみれることがたくさんありましたから。

マスクやトイレットペーパー不足——不安心理のメカニズムを解剖

中野　二〇二〇年春、新型コロナウイルスの拡大期に、大勢の人がマスクを買い求めたため、手に入りにくい状況になりました。また、トイレットペーパーもドラッグストアから姿を消しました。

多くの人が不安心理に駆られ、朝からドラッグストアに行列を作ったわけですが、こうした心理について行動経済学では、どのように説明できるのでしょうか？

真壁　マスクやトイレットペーパーが不足するメカニズムですが、行動経済学には「インフォメーションカスケード」と呼ばれる理論があります。インフォメーションは「情報」、カスケードは「滝状の流れ」を意味しており、誰かのちょっとした情報をきっかけにして、他の人がそれに追随し、群集心理を生み出していく状態を指しています。

株を例に取って説明しましょう。株式市場に三人の人しかいないとします。このうち二人が買って一人が売れば、株価は上昇します。逆に二人が売って一人しか買わない場合、株価は下がります。

このとき、ある銘柄を最初に買った人をAとします。Aが買ったという事実をBが知ったとすれば、自分も買えば二対一になって株価が上昇することに気づきます。

この例では株式市場の参加者を三人しか想定していませんでしたが、本来はもっと多くの参加者がいます。すると、雨の滴が雨だれとなって滝状にどんどん下に落ちていくように、情報もどんどん下の層に流れていきます。それにしたがって、「あの人が買った」「あの人も買った」となり、「じゃあ私も買おう」という心理になります。これがまさに群集心理です。

二〇二〇年春のマスク不足のケースは、一九七三年のオイルショックに端を発したトイレットペーパー騒動と同じで、日本国内に「ずっと手に入らなくなるのではないか」という恐怖感がありました。その恐怖感がトイレットペーパーにも波及して、ドラッグストアから消えてしまったわけです。

冷静に考えれば、どう考えても、トイレットペーパーがなくなるはずはないのです。日本人がこれまでの一〇倍、トイレットペーパーを使うようになれば、品不足になるかもしれません。が、それも一時的なことで、継続的に在庫がなくなるなどということはあり得ません。

実際、二〇二〇年春にはパルプメーカーも生産量を増やしていたので、流通在庫が店頭に並ぶと品薄状況は解消されました。恐怖感を持つと、冷静な判断ができなくなるということでしょう。

「マーケットは期待と恐怖で作られる」という言葉をよく聞きます。期待が盛り上がり、どんどん価格が上昇するけれども、下がるかもしれないと誰かが思って売りに出せば、一斉に売られ、期待が恐怖に変わるわけです。

行動経済学では「コントロールの喪失」という言い方をします。要するに、いままで十分に出回っていたマスクが、二〇二〇年春のある日、お店に行ってみたら突然、棚から消えていた。そのマスクが消える理由は明白で、新型コロナウイルス感染症を予防するためですが、マスクが国内では十分に製造されていない、という状況が判明すると、さらに恐怖心が煽《あお》られました。そうして朝からドラッグストアに並び、ネットオークションで定価の何倍もするマスクを買おうとするわけです。

経済の原則からいえば、価格が上昇すると、そこに商機を見出して、マスクを製造する人が増えてくるわけです。いずれにせよ、遅かれ早かれ、マスクの品薄状態は解消されるということは分かったはずなのです。

ただ、恐怖心が煽られている状態では、冷静な判断がしづらくなります。その際、いくつかの情報があると、たとえ誤った情報でも、自分が「そうあってほしい」と思っているものを選んでしまうのです。

これも中野先生が指摘された事実、脳はエネルギーを浪費できない宿命にあることから見れば、むしろ人間として普通の行動なのかもしれません。

さらに現代は、有象無象《うぞうむぞう》の情報をSNSで個人が発信できる時代です。一人がフェイクニュースに引っかかれば、瞬《またた》く間に情報が拡散される、そんな事象も頻繁に起きており、「マーケットは期待と恐怖で作られる」というメカニズムが増幅しているような気がします。

共感を生む脳内ホルモン「オキシトシン」とは何か

中野　ここに来て多くの人々のあいだでも、だいぶ情報に対するリテラシーが高まってきて、フェイクニュースを見分けられるようになりつつあると思います。

記憶に新しいところでは、東日本大震災のあとは結構ひどかったのではないでしょうか。いまと同じように情報の洪水がありましたが、まさに不安心理が高まっていたところだったので、「こうすれば放射能を防げます」などといって、明らかに科学的ではない情報が平然と拡散されていきました。自分と、自分の大切な人たちを守るために、正しい知識を身に付けていかなければなりません。

コロナ禍のなかでは、ウイルスを殺すとされる次亜塩素酸水についての議論がありました。そして、どんな物質かがよく分からないままに噴霧してしまった自治体などが批判を受けました。こうしたときにも、正しい知識を身に付ける姿勢が大前提として必要だと思います。

インターネットに誰でもアクセスできるようになった現在だからこそ、皆が正しいといっている知識でも、それが本当かどうかを疑う習慣を身に付けなければなりません。

かつてインターネットが発達していない世界では、皆が信じていることが、あたかも真実であるかのように扱われたこともありました。皆が信じているということそのものが、真実の証明として機能してしまうからです。しかしいまは、ファクトチェック、すなわち事実確認を、個人のレベルでも実行できる時代です。「皆がいっていても、間違いかもしれない」と宣言することを可能にするための道具を、個々人が持てるようになりました。そうした側面を、今回の真壁先生との対論のように、行動経済学や心理学を使って補強できたら嬉しく思います。

正しい知識の重要性は増していくはずですが、それを検証する頭脳の「体力」を鍛えようと訴えたいものです。

真壁　ところで、恐怖に支配されたり、群集心理が生まれたりするとき、それは脳のどのような動きからもたらされるのでしょうか？

中野　それは「社会性」という括《くく》りからになると思います。これは人間だけに備わったものではありません。社会性が強い、あるいは弱いというのは、人間以外の動物にも見られます。

先述した羊のたとえ話ではないですが、一匹が何かを感じ、どこかに向かって走り出すと、群れ全体も一斉に付いていく現象は、他の動物にもよく見受けられます。

ただ、それが何を媒介にして群れ全体に広まるかについては、諸説あります。そのうちの最有力候補が、脳内ホルモンである「オキシトシン」です。

これは、幸せを感じているときに脳内で分泌されるといわれる物質です。ラットを用いた実験では、群れのなかからラットを一匹取り出して、このオキシトシンを背中に打ち、それから、その個体を群れのなかに戻すと、群れ全体の共感性が上がったかのような振る舞いを示しました。

オキシトシンを打ったラットが群れのなかにいると、皆がバラバラにはならず、一緒に行動しようとする……仲間を作り、仲間のために行動するようになるのです。

さらに、ラットに対し匂いを感じさせなくする薬を投与したところ、この効果が見られなくなったのです。

この結果から、「匂いが媒介となって群れ全体に共感的な振る舞いが生まれたのではないか」と、現在では考えられています。

第4章では「見た目」の話をしますが、見た目だけでなく、もしかしたら人の匂いからも、共感的な部分を嗅ぎ分けられるという可能性があるのかもしれません。

集団のなかで共感的なものを生み出すためには、同じ空間にずっと一緒にいることが条件の一つとして考えられていますが、知らず知らずのうちに化学情報の共有がなされているというようなことが、重要な要因であることが示唆《しさ》されます。

しかし、たとえ同じ空間のなかにいたとしても、満員電車のなかでは、共感が生まれることは稀《まれ》でしょう。適切なコミュニケーションも欠かせない要素であり、それがなければ、群れとしての行動を促進できないのです。

適切な例ではないかもしれませんが、誘拐事件や監禁事件などの被害者が犯人と長い時間をともに過ごしているうちに、犯人に対して強い連帯感や好意的な感情を抱くケースがあります。

これは「ストックホルム・シンドローム」と呼ばれますが、同じ空間と時間を共有すると、被害者と犯人のあいだに、ある程度の好意的なコミュニケーションが生じることがあります。たとえ敵同士であっても共感が生まれるという事実は、否定できないものとして知られています。

気づかないうちに動かされてしまう「ナッジ」の魔力

真壁 これは認知の問題になりますが、人間は自分たちが思っている以上に、実は認知能力が高いのです。認知とは感じる力、これはマーケティングの世界でも非常に重要視されていますが、「そこにある、ということを、何となく感じさせる」という力です。

逆に、「そこにあるのに、感じさせない」という手法も重要だとされています。二〇一七年、アメリカの経済学者、リチャード・セイラーが「ナッジ理論」でノーベル経済学賞を受賞しましたが、これは「そこにあることを感じさせずに、いかにその人を動かすか」という手法になります。

ナッジは政府の政策などにも用いられます。そして人々が、強制されるのではなく、あくまで自発的に望ましい行動を選択するように促します。その仕掛けや手法がナッジです。

政府が政策意図を国民に浸透させようと思ったときには、大きく分けて、以下の二つの手段があります。

一つは北風政策。国民に「これを守らなければ重罪に処し、刑務所送りにします」とアナウンスするわけです。これは北朝鮮の金正恩《キムジョンウン》朝鮮労働党委員長などがよく使う手法です。

そしてもう一つは太陽政策。旅人が着ているコートを脱がせるため、北風を吹かせて無理矢理コートを吹き飛ばすのではなく、太陽が日差しを強めることによって自発的に脱がせる、という手法。そして、この太陽政策こそが、ナッジとなるわけです。

国家としては必要なのだけれども、国民の痛みを伴う政策は、選挙のことが気になって政治家は決断できません。そこで、そうした政策を実行していることを国民に感じさせないようにしつつ遂行する、というやり方です。

また、マーケティング分野でもナッジは頻繁に活用されています。

たとえばアメリカの人たちは肉の消費量が多い。こんな肉好きな人たちに「健康のために野菜を食べましょう」などといっても、レストランでは、やはり真っ先に肉を注文してしまいます。

そこで、ニューヨークのあるレストランが一計を案じました。このレストランでは健康食品や新鮮な野菜をたくさん提供しているのですが、お客さまが気づかないうちに野菜を摂取できるような仕掛けを考えたのです。

具体的には、レストランに入って、最初に目に付くところをライトアップするなどして、そこにサラダバーを置きました。トマトなど様々な野菜があり、ライトが当たると、みずみずしくて、とても美味しそうに見えるのです。

すると、お客さまも「これは美味しそうだ」と感じ、肉を注文するより先に、まずサラダバーに行くわけです。こうしてお客さまに意識させることなく、自然に野菜を摂取させることが実現し、健康維持につながるという仕組み。これこそがナッジです。

また、オランダのアムステルダム市郊外にはスキポール空港がありますが、ここの男性トイレの汚れは相当にひどかったのだそうです。空港側もそれでは困るということで掃除スタッフをたくさん雇うのですが、そうすると今度は、人件費が二倍にも三倍にもふくれ上がってしまいました。

そこでどうしたのか？　便器のなかにハエの絵を描いたのです。すると、トイレ利用者がそこを「的」にしたために汚れることが少なくなり、掃除にかかる人件費も減らすことができました。

日本の男性トイレの便器にも「的」が描かれていますが、あれもナッジなのです。

行動経済学と脳科学の親近性を再確認

真壁　また、リチャード・セイラーは「リバタリアン・パターナリズム」という概念も提唱しています。「リバタリアン」というのは「自由主義」と訳され、個人の選択の自由を重視する立場です。

また、人間というのは頭ごなしに禁止されると、どうしてもやりたくなってしまいます。ここで「パターナリズム」とは「父権主義」「温情主義」と訳されます。お父さんは子どもを教育するときに、「こんなことをやってはダメじゃないか」「危ないからそんなことをしてはダメだ」などといいますね。このパターナリズムは、個人の自由を制約しても良いという考え方です。

この二つの言葉が表すことは相反しているのですが、上手に「リバタリアン」と「パターナリズム」を組み合わせることで、意識させずに、太陽政策で政策意図を広めていくこともできます。これが「リバタリアン・パターナリズム」という方法です。

少子高齢化や働き手不足、あるいは年金不安といった課題が山積しつつある日本。しかし現在の政府は、なかなか有権者が痛みを感じる政策を打ち出すことができません。そのため「ナッジ」や「リバタリアン・パターナリズム」といった手法や理念が、金融政策や財政政策といった分野で、これから重要になってくるのかもしれません。

中野　人間がそれを選ぶように予《あらかじ》め仕掛けておいて、「やっぱり、それを選んだよね」と後付けでやんわり指摘するやり方ですね。人間の脳がどれを選んでしまうか、それをよく知っている人が操作すると、まんまと人間は乗せられてしまいます。そうした研究も散見されます。

ここでも、行動経済学と脳科学の親近性を再確認できると思います。

人はなぜ目の前の利益にとらわれ、大きな利益を逃すのか

真壁　人間は目先の小さな利益にとらわれやすい。長い時間をかければ目先の利益をはるかに上回るような利益を捨ててまで、目の前の利益を優先してしまうことが多々あります。

有名な実験があります。これを「マシュマロ実験」といい、子どもに「いま、マシュマロを一つあげるけれど、少しのあいだ待ってくれるならば、もらえるマシュマロ

の量が二倍になるよ、さあ、どちらがいい？」と聞く実験です。

するると、ほとんどの子どもは「いまもらうほうがいい」という意思決定をしてしまいます。これには、いろいろな考え方と分析手法があるのですが、遠い将来は待つことができるが、近い将来は待つことができないという「双曲《そうきょく》割引モデル」などで分析できるわけです。

このとき、脳の機能から見ると、どのようなことが起きているのですか？

中野　脳において、前頭前野（前頭前皮質）は、最も高度な機能をコントロールしている部分と考えられています。背外側前頭前皮質は前頭前野の一部ですが、驚くほど多機能で、そのなかに周りの情報を総合的に処理して自分の行動を抑制する、という機能があるのです。

つまり、「これが食べたい。いま食べたい。だけど将来のことを考えたら、我慢したほうがいい」と、自分の行動にブレーキをかけるのです。

先々の帰結について損得を考えるのも、同じく背外側前頭前皮質が担っているのだろうと考えられています。

真壁　最初に取り上げたアクセルとブレーキの話と共通するのですが、「近視眼的損失回避行動」というものがあります。いま行動を起こすと一〇〇〇円の損をする、その行動を起こさないと将来一〇万円の損をするとしたら、人間はこれらのうちのどちらを選ぶか、という実験です。

このとき行動を起こさないと将来の損失が大きくなるわけですが、とにかく目の前の損失を回避するため、人間はついつい、目先の一〇〇〇円を守るという選択をしてしまいます。結果、将来、一〇万円を失うことになります。でも、損をするのは将来なので、その場では痛みを感じません。

先ほど、バブル崩壊後の政府の対応の悪さについて話しましたが、経済政策などには、そういうものが多いのです。赤字国債を発行してでも、目の前の景気を何とかしよう、財政が悪化しても、あとのことは後世の人が考えればいいだろう……こういうわけです。

先のマシュマロを使った実験は、経済学では「双曲割引モデル」といいます。つまり私たちは、目先の欲求を満たすために、せっかちな行動をしがちなのです。ですから、我慢すればより多くのマシュマロが手に入ると分かっていても、ついつい近い将来の欲求を満たそうとしてしまいます。

たとえば、いま八〇円もらうのと一週間後に一〇〇円もらうのと、どちらがいいか選択してもらうとしましょう。すると、いまの八〇円を望む人が必ず出てくる。割引率を一〇%とすると、一週間後の一〇〇円の現在の価値（現在価値）は、「一〇〇÷一・一」で、およそ九〇円です。本当は、一週間待ったほうがいい。しかし、なかなか理屈通りにはいきません。

このように、私たちの心理においては、目先の利益を優先するあまり、時間によって割引率が違ってくるのです。

一方で、ファイナンス理論では、期間に関係なく割引率は全部一緒なのです。ところが人間の心理では、長くなれば長くなるほど、やはり割引率が変わってくる。小さい子どもにマシュマロを与える例は、本当に、それを端的に表しています。今日は一〇個だけれども、一週間待てば二〇個、でも一週間も待てない……ということですね。これもやはり、脳のアクセルとブレーキの問題だと思います。

これは、ホルモンの分泌量の話になるのでしょうか？　それとも脳の機能の話になるのでしょうか？

中野　脳の一部の機能ですが、もともと遺伝子で決まっている部分と育ち方に影響を受ける部分と、その両方があるのです。

たとえば、大きく育つ苗木の遺伝子を持っていたとしても、陽の当たり方が悪いとか、水やりの量が少ないがために、あまり成長しないという木もあります。

その陽の当たり方とか、水のやり方は、人間の場合、何に相当するかといえば、環境条件ということになります。もっとシビアな言い方だと、周囲の人との信頼関係と愛情の量になります。

マシュマロを使った実験は、いろいろな人が追試を行っており、別の調査では、子どもたちの追跡調査も行われています。それによると、マシュマロを我慢した子どもたちは、そうでなかった子どもたちに比べ、成績優秀者が多かったという結果が出ています。

また、社会人になったあとも追跡調査を行い、マシュマロを我慢した子どもたちのほうが明らかに社会的地位が高くなった、という結果も出ています。

目先の欲望にとらわれることなく、長期的な利益を考えて判断できる人は、人生で成功をつかみやすいといえるのです。

大人になってからでも間に合う「愛され脳」の作り方

中野　ただ、自分はこの能力が十分ではないという人たちも、あきらめないでほしいのです。脳のこうした部分は、大人になってからでも育ちます。

しかし、育ち方の度合いは、子どものときとは違います。脳をコップに見立てると、子どものときなら蛇口《じゃぐち》全開で水を溜めることができます。一方、大人になってからは、チョロチョロとしか溜めることはできません。

それでも、脳には後天的にも変化を見込むことができるような可塑性《かそせい》が十分にありますから、たとえチョロチョロとしか入らなかったとしても、大人になってから信頼できる人に出会えれば、その部分はまだまだ改善されると期待できるのです。

相手を信頼できない、というふうに育ってしまった人が、のちのち信頼できるビジネスパートナー、家族、恋人、配偶者と出会い、「信頼するとより大きな利益があるのだ」と学習すれば、長期的な利益を優先できるようになることもありますので、必ずしも絶望する必要はないのです。その後、誰に出会うかがむしろ重要で、さらには、その大切に思える人とどのようなコミュニケーションを取れるかが大事なのです。

第4章

人も相場も「見かけが九割」なのだ

中野信子

かつて竹内一郎さんの『人は見た目が9割』という本がベストセラーになりました。

ビジネスや恋愛などの場面で、どうしても人間は「見た目」に引っ張られてしまいます。しかしそれで、損をすることもあります。

では、どうすれば良いのか？　それを行動経済学と脳科学の視点から考えてみました。

ビジネスで一番損をするのは美人？得をするのはイケメン？の不思議

中野　「見た目」が判断に与える影響を調べた実験では、男性の場合、見た目が整っている人のほうが得をするという結果があります。しかし女性の場合、あまりにもたくさんの実験があるので、その結果を一括りにして述べにくいのです。

そこで少しデフォルメしていいますと、男性の仕事を支援するようなサポーティブな仕事の能力は、容姿が良いときに高く評価されます。たとえば秘書が容姿に優れていると、仕事のレベルも高いと思ってもらえるのです。

ところが、リーダーシップを取る管理職やビジネスパートナーに女性が就いている場合、つまり自らの能力を発揮しなくてはならないような仕事だと、容姿の良い女性は「決断力に欠けるに違いない」などと、持っている実力を低めに評価されてしまうのです。

つまり女性は、その外見から「女性的である」「美人である」と見なされると、堂々とした振る舞いをした場合に違和感を与えることになり、必ずしも仕事上で外見がプラスに働くわけではないのです。

少しショッキングな結果を見た実験があります。作文に顔写真を付けて評価をさせる、というものでした。

用意したのは、見た目の良い男性、見た目が普通の男性、見た目の良い女性、見た目が普通の女性の写真で、見た目の良い、整った顔立ちの男性の作文が、一番レベルが高いと評価されました。

一方、見た目の良い女性は、見た目が普通の女性の文章よりも、点数が低く付けられてしまいました。評価をする側が「この子は見た目で得をしているはずだから、文章がうまいわけがない」と判断してしまったということです。

学校でも見た目が良い女の子は、「この子は美人なのだから、頭のほうは悪いのではないか」などと思われてしまうことが多く、容姿の良さによって女性は損をすることがあります。一方の男性の場合、容姿の良さで損をすることは女性ほどはないということが分かっています。

女性は業務遂行能力で評価されたいなら、自分の容姿の良さをアピールするよりも、その部分は控えめに抑えておいたほうがいい。そのほうがむしろ、自分の能力を発揮できる場が広がるということを覚えておきましょう。就職活動やビジネスにおけるプレゼンテーションでも、このことは役立つと思います。

女は女の容姿をどう判断しているのか?

中野 また、男性が女性を見た目で判断する場合と、女性が女性を見た目で判断する場合では、その結果が異なってきます。少し物騒ですが、階段の上から子どもを突き落とした犯人は誰なのか、それを答えてもらうという仮想の課題がありました。まず、犯人は子どもです。「見た目の良い男の子、見た目の良くない男の子、見た目の良い女の子、見た目の良くない女の子」の四人のうち、誰が犯人なのかを被験者に推量で答えてもらうのです。

この場合、一番損をするのは見た目の良くない男の子でした。その次に犯人扱いされたのが、見た目の良い女の子でした。

さらに、評価をするのが女性だったときには、見た目の良い女の子が最も損をすることになりました。見た目の良い女の子に対して、女性は厳しい目を向けるということがよく分かると思います。

ただ、生涯賃金などの尺度では、見た目の良い女性のほうが得をしているといった論調もあり、「美人はそうでない人よりも生涯年収が何千万円も高い」と見積もる人もいます。

容姿の整った女性の能力が低く評価される、見た目の良い女の子が犯人扱いされやすいなどの結果を見ると、容姿の良い女性は、男性の助けがなければ、やや損をしやすいのかな、というのが総合的な判断になると思います。

真壁　行動経済学と結び付けるのは、ちょっと難しいかもしれませんが、一般論としては、見た目はやはり重要なのだと思います。

私が銀行にいた頃、人事部に、不思議な人物がいました。誰かが目の前のイスに座った瞬間、「その人がどんな人なのかが分かる」と言い切るのです。その人はリクルーターとして新入行員を選ぶ役割だったのですが、要するに、見た目、立ち振る舞い、話し方、こうしたことを総合して合否を判断するのだそうです。これだけの判断材料で、会ったばかりの人を一瞬で判断するというのです。

その人はその後、銀行で出世して偉くなったのですが、その話を聞いた当時は「そういうものかな」と、ただ思っただけでした。しかし、その人にいわせると、人間の外見は変えることはできませんが、外面を取り繕うことは可能であり、たとえば表情などは、本人の意識次第で、相手が受ける印象がまったく変わるそうです。

表情のなかでも、特に目を見ていると、だいたい相手が何を考えているのかが分かるとも話していました。私も銀行でマネージャーをやっていたことがありますが、その当時は部下が何を考えているかは、じっと目を見ていると、何となく分かったような気がしました。

それはなぜでしょうか？　やはり、自信を持って仕事もうまくやっている、というようなことは、言葉を発しなくても、その人の立ち振る舞いから何となくイメージが湧いてくるものなのです。見た目、表情、立ち振る舞いなどは、その人を理解しようとするうえで、やはりそれなりに役立つ情報だったと思います。

笑顔を鍛えると「見た目」を超越する

中野　確かに人間は、相手の大部分を、見た目で判断せざるを得ません。「人を見た目で判断してはいけない」などといわれますが、そもそも見た目で判断してしまうものだからこそ、そう諭《さと》されるのでしょう。実際、相手の人物像は、見た目以外に判断できる材料がほとんどないのです。

ただ私たちは、自分と似たような人を見つけると、「あの人は私と同じ匂いがする」などと表現したりもするので、匂いや声の調子などでその人を判断することはあります。が、視覚から入ってくる情報はものすごく多いので、視覚でその人の印象が左右される部分がやはり大きいようです。

「この人は美しい」「ステキだ」と見た目で判断している脳の領域とほとんど同じ領

域で、人間は、「正しい」「正しくない」という判断も同時に行っています。このため、美しさの基準と正しさの基準が混同されてしまうという現象も、たびたび起こってしまいます。見た目の良い人が得をする理由が、ここにあります。

実際に、実験でも確かめられています。容姿の魅力度が高いと判定された人は、そうでない人が活性化させたのとは異なる被験者の脳機能領域を、活性化させたのです。その領域は、さきほど述べた、「美しい」を判断する領域でした。

ただ、見た目が悪いというだけで、人生をあきらめる必要もありません。この同じ実験のなかで、容姿の魅力度がさほどでもなかった人たちでも、笑顔であれば、容姿の魅力度が高かった人たちが活性化させたのと同じ被験者の脳機能領域を活性化させることができたのです。

ですから、見た目が大切だなんて身《み》も蓋《ふた》もない、と落胆する前に、もし容姿に自信のない人がいたら、そんな人ほど、笑顔を鍛えることが大切なのです。ステキな笑顔は日々の練習で身に付くものなので、頑張ってもらいたいものです。

一九六〇年代にアメリカで行われた調査では、服役している囚人に整形手術を行った群と、そうではない群とでは、再犯率に差がついたという報告もあります。これは、職業訓練よりも効果が高かったということで、ややショッキングなデータでもあります。

実際には、顔に付いた傷痕を除去するといった施術を行ったようなのですが、この調査結果は、服役していた人々が見た目によって判断され、この人は罪を犯すに違いないといった周囲からのステレオタイプな脅威にさらされることで、罪を犯すリスクがより高まったのではないかということを示唆《しさ》しています。

性差の話に戻りますが、女性はどうしても、出世に対するインセンティブが、男性とは異なったものになってしまうと思います。

私も含めて女性研究者は、多かれ少なかれ同じような経験があると思うのですが、たとえばどんなに優れた論文を書いても、「ところで、あの人は子どもを産んだのかね」などといわれてしまいます。それだけでなく、いまでも、「ご主人がかわいそうですね、奥さんがこんなに活躍していると」などともいわれます。しかも、研究者からいわれるだけでなく、なんと私を講演に呼んだ人がいうこともあるのです。

そうした嫌みを受けることも多くなるので、男性ほどには、出世することに対するインセンティブは高くないと思います。出世すればするほど、どんどん風当たりも強くなるので、ちょっと面倒くさくなってしまうところがあるのです。

では、脳そのものに性差はあるのでしょうか？　実は性差よりも個人差のほうが大きいという共通見解が、研究者たちのなかにはあります。

身長を例に取ってみても、男性と女性では平均身長に違いがあります。一五八センチの人だと聞くと、なんとなくその人は女性かなと思ってしまうのですが、一五八センチの男性もいます。逆に女性でも、一八〇センチを超える人がいます。

脳も同じ。個体差のほうが性差よりも大きいという考え方が、研究者のあいだでは主流です。

「フィボナッチ数列」「黄金律」――美しさで投資判断をする人たち

真壁　見た目で判断するということを株式市場で考えた場合、マーケットの世界では、「チャーティスト」という専門家の存在を考えるべきでしょう。

このチャーティストは、株式や外国為替などの投資をする際に、価格の動きを把握する手段として、チャート（罫線《けいせん》）分析に重きを置いています。

投資の判断をする際には、企業の財務情報やマクロ経済指標などを研究し、資産価値を評価し、将来の価格に影響を与える可能性を分析する手法があります。ファンダメンタル分析です。一般的にはこれとチャート分析を組み合わせるわけですが、チャーティストのなかには、世の中の動きのすべてがチャートに現れているという発想を持つ人もいます。

経済を動かす要因には様々なものがあり、それは個人消費であったり、企業の設備投資であったり、政府支出であったりします。加えて、景気に対する人間の心理といった部分や、また大統領、首相、中央銀行総裁の発言なども、経済を動かす要因となります。

チャーティストは、こうした経済を動かす要因が、すべてチャートのなかに集約されていると考えます。そのため、日々チャートの形を見て、投資の判断を下しています。チャートの「見た目」で経済のファンダメンタルズのすべてが分かる、というわけです。

これは行動経済学者としてではなく、元銀行ディーラーとしての意見になりますが、チャートを見たときに「綺麗《きれい》だ」「美しい」と感じることができるかということも、投資の世界で生き抜く条件の一つなのです。

具体例として「フィボナッチ数列」というものを挙げます。これはイタリアの数学者が考えた数列で、連続する二つの数字の和がその次の数になる、あるいは、どの数字も一つ上位の数字で割ると〇・六一八に近づく、といった条件があります。

また「一：一・六一八」は黄金比と呼ばれ、ピラミッドやモナリザの輪郭など数多くの歴史的建造物や芸術作品にも見られます。トレーダーが、「フィボナッチ数列」から導き出される「二三・六％」「三八・二％」「六一・八％」「七六・四％」という数字に注目しているのは、株価や為替レートの「節目」として機能することが多いからです。

具体的には、株価が上がっていく際には、ずっと上がり続けることはないので、どこかで誰かの利益確定の利食いが入り、調整が起こるわけです。そのときに上昇分の三八・二％下がって、また上がってくる、そのような動きをすると、「美しいなあ」と感じるわけです。

中野　これを美しいと評価するという見方そのものが、すごく面白いですね。多くのトレーダーが共通して感じるわけですね。

真壁　まさに「美しい＝正しい」という感覚が持てる瞬間なのです。それも特定の人だけが知っているわけではなく、日本でもヨーロッパでもアメリカでも、チャートを見ている人であれば、だいたい皆が知っているものなのです。だからこそ、高値から三八・二％で、ピタリと止まるわけです。

これを日本だと「酒田五法《さかたごほう》」というのですが、高値からの下落率は、昔から証券業界では、「半値八掛け二割引き」というのが共通認識になっています。

半値というのは一〇〇％の半値なので五〇％、五〇％の八掛けで四〇％、二割引きなので三二%……だから株価が高値から落ちてきて、本当に大きな調整になったときに三二%のところでピタリと止まる。こうした数字に基づく動きというのは、とても綺麗に、美しく見えるのです。

希望の就職先に入るためダイエットが不可欠なわけ

真壁　採用の話に戻りますが、私の友人で東証一部上場企業の創業経営者がいます。この人もまた、「見た目がすべて」と断言する人で、見た瞬間に相手のことが分かるといっていました。

しかし、どうしたらそんなことが分かるのか？　その人は、まず、お腹《なか》が出ているかどうかを見るのだそうです。要するに、太っている人はよく食べる、よく食べるということは食欲を抑えることができない、そう判断するのだそうです。

もちろん、体質的なものもあるのでしょうけれど、その創業経営者にいわせると、太っている人は自分を制御する力が弱く、欲望に勝てない人が多い、そのため採用を見送ることになる、といっていました。

その創業経営者は、実は女性なのですが、着ている洋服のセンス、あるいは装いといったものも見るそうで、見た目を非常に当てにしているといっていました。私の限られた経験からしても、意外と当たっているのではないかという気がします。

こうした経営者もいるので、入社したい企業がある場合、まずはダイエットをしておくことを勧めます。表面的に打ち出しているわけではありませんが、実は体型を選考理由にしている企業もある、ということですから。

実際、アメリカのメジャーリーグでは、体重管理をきちんとすることが契約に含まれるケースがあります。体重が増えると体の切れが悪くなり、ピッチャーならば球速が遅くなるし、バッターならばバッティングフォームが崩れるといった弊害《へいがい》があるからだと思います。

この話のなかで面白かったのは、体重管理の契約をしていない人がいること。それは、やはり名選手と呼ばれる人たちでした。彼らは自分で自分を抑え、欲求に対してもブレーキをかけて、自身のベスト体重にピタリと合わせてキャンプに臨むのだそうです。

自分を抑えて生きるということは、長い人生のなかで、どのように作用するのか？ただ、短期的、中期的に見た場合は、得ることが多いと思います。

自分を抑えるということは、まさに脳のブレーキを利かせることであり、それができる人ほど成功を収める可能性が高いのだと思います。

中野　身なりでは、他に差が付くポイントとして、しばしば靴が挙げられます。女性では、薄汚れたものを履いていないか、TPOに合っているか、男性では靴をきちんと磨いているか、着ているスーツと合っているか、などということから、視覚的に多くの情報を得ることができるでしょう。
次に立ち振る舞い。「人の目を見て話しなさい」といわれたことがある人もいるかと思いますが、しかし人の目を見すぎる人は、ちょっと敬遠されます。この話は有名かもしれませんが、サイコパス（反社会性人格障害）は瞬《まばた》きの回数が少ないといわれます。

すると、面接の際には面接官の目をじっと見るよりも、視線は口から顎《あご》のあたりに、というのが正しいアドバイスかもしれません。というのも、人の目を見すぎる人は、何か後ろめたいことをしているからではないかと、よく勉強している面接官には思われてしまう可能性もあるからです。実際、サイコパシー（精神病質）の高い人は、自分を信じ込ませるために相手の目をジッと見つめたりすることが知られています。

「赤備え」が強そうなのはなぜか

中野　顔の表情や立ち振る舞いの話からは少し外れてしまいますが、サッカーや野球のユニフォーム、戦国時代の甲冑《かっちゅう》の色には、赤が使われていることがありますね。よく赤は「勝負色」といわれます。勝負シャツなどという言い方もありますが、あの赤は、自分に気合いを入れるためだけに着ているのではありません。それよりも、相手に赤を見せて恐怖を感じさせる、という重要な効果があるのです。

赤い色を見ると、どんな人でも、生理的に少し怯《ひる》むのです。この効果が無視できないので、勝負シャツとして機能するのだという考え方です。赤を見たとき、相手の恐怖心が高まったりするのは、血の色と同じなので警戒するという理由からではないかといわれています。

そういえば、アメリカのトランプ大統領も、よく赤いネクタイを着けています。共和党のシンボルカラーということでもありますが、赤の与える生理的な効果を考えると、お似合いの色だと思います。

また顔の表情の話に戻りますが、実は日本と欧米では、相手の顔を見て情報を得ようとする際に、注目する部分が違うと考えられています。

まず日本人の場合、目の動きから相手の感情を推し量っていますが、欧米の人たちは、口元からの情報を大切にしています。新型コロナウイルス感染症の蔓延《まんえん》下《か》にもマスクを着けたがらなかったのは、表情を読み取ることができなくなることを嫌ったからだ、という話もあります。

一方、日本には、「目は口ほどにものをいう」という格言があるほどです。それほど目からの情報が大切にされてきたのです。

たとえばフランスの人たちは、笑顔で非言語的なメッセージを伝えることがとても上手です。笑顔をさっと作る習慣に子どもの頃から慣らされているためか、笑顔を作るのがとてもうまい。真壁先生、ロンドンはいかがでしたか？


真壁　私はロンドン大学に通っていましたが、そのとき「マネージャーはどういう表情をするべきか」という講義がありました。

そして最初に教わったことは、「四〇（フォーティー）」ということ。きちんと発音すると口角が上がり、柔和《にゅうわ》な顔になるのです。日本人が写真撮影の際に「チーズ」というのと同じだと思いますが、「四〇を口で作りなさい」と教わりました。

また、欧米では従業員の解雇は日常茶飯事なのですが、「解雇するときには心のなかで四〇といいながら通知を出しなさい」といわれました。笑い話のような話ですが、やはり需要があるのでしょう。

中野　欧米では、道端ですれ違ったときに肩が軽くぶつかったりすると、「お先に行かせてもらいますよ」といった調子でニコッと笑顔で挨拶《あいさつ》することがあります。ところが日本では、特に東京では、お互いに何もいわずにバンとぶつかって終わり。時には舌打ちが聞こえたり、争いに発展したりすることも。私は、そんな場面に何度も遭遇しました。

パリやロンドンなら、そうした場合、禍根《かこん》を残さないようにさっと笑顔になってからその場を去るという感じでしたが、そんなときの笑顔が実に爽やかで、すごく上手だなと感心した記憶があります。

笑顔を作る顔の筋肉が、とても発達した人たちなのだなあ、などと思ったことさえあります。

しかし、これを日本でやると、すごく奇妙な感じがするのではないかと思います。というのも、笑顔を「作る」という行為そのものが、あまり好まれるものではありませんから。

パチンコにタバコに酒――やめられない人にはどうする？

真壁　ところでコロナ禍のもとでは、緊急事態宣言下で営業を続けるパチンコ店や、朝からその行列に並ぶ人たちに批判が集まりました。が、行くなといわれると行きたくなってしまうのが人情だという部分もあるでしょう。またパチンコに関していえば、依存症の問題でもあると思います。

すなわち、アルコール依存症の人に酒を飲むなといって禁止するのと同じです。パチンコ依存症の人にパチンコをやめさせるためには、もっと別のアプローチが必要なのだと思います。たとえば、店内の温度を上げて長時間いられなくしてしまう、あるいは出玉の数を減らす、などです。

経済現象については行動経済学者として日々観察しているつもりですが、私自身、「やるな」と禁止されるとやりたくなってしまう。その原因は一体何なのだろうと思います。脳の機能からアプローチすると、これはどういうことなのでしょうか？

中野　そもそも何かを禁止されると、その禁止されたものに注意が向きます。たとえばパチンコが禁止されるのであれば、むしろ「パチンコとは、そんなに面白いものなのか」と興味が湧くし、奥さん以外の人とデートしてはいけないといわれたら、「すると他の女性はそんなに魅力的なのか」と、奥さん以外の女性に無自覚に注意が向きます。

「してはいけない」といわれると、「背外側前頭前皮質」がブレーキをかける状態を頑張って維持しているのに、その頑張りを維持できないほど、禁止されている物事への期待度が高まってしまうのです。

ですから、本当にそれをしてほしくないときには、「禁止」という形で注意を向けさせてはいけません。特に依存症の人に対しては、禁止すれば禁止するほど、むしろしてしまう方向にその人を持っていってしまうことになります。そういう意味で「禁止」は、あまり良い策ではないと思います。

真壁　ということは、逆効果になる可能性のほうが高いのですね。

中野　できれば、注意を違う方向に向けてあげたほうが良いのです。そんなに簡単に回復できれば依存症とはいいませんから、治すこと自体は大変なものです。たとえば浮気癖が治らない人には、「奥さんと仲良くするほうが、愛人と過ごすよりもスリリングで楽しい」ということを仮に演出できたとしたら、それがベストです。基本的には、脳にとって報酬になるような刺激を与えられるパラダイムと仕掛けを考案するのが良いでしょう。

気を付けるべきなのは、理性にいくら訴えてもダメだということです。奥さんと仲良くすると健康になるといわれても、そのために意識的に努力しなければならないのなら、努力し続けているあいだしか、それは続かないでしょう。こうした努力がいずれ三日坊主に終わりやすいことは、私が説明するまでもなく、多くの読者の皆さんが経験的にご存じなのではないでしょうか。

依存症の人には、別の方法でドーパミンを放出できる仕掛けを作ることが対処法としてはあり得ます。

一流を生み出す快楽物質「ドーパミン」の正体

中野　「ドーパミン」について説明しておく必要があるかもしれません。脳が快楽を感じる直接の源になっているのが、「快楽物質」と呼ばれるドーパミンです。

ドーパミンの動態については解明されていない部分も多いのですが、おおむね次のようなことをしているときに分泌されるようです。

「楽しいことをしているとき」
「目的を達成したとき」
「他人に褒められたとき」
「新しい行動を始めようとするとき」
「やる気が出た状態になっているとき」

「好奇心が働いているとき」

「恋愛感情やトキメキを感じているとき」

「セックスで興奮しているとき」

「美味しいものを食べているとき」


つまり、私たちが生活のなかで快《こころよ》さを感じているときです。

また、スポーツ選手が苦しいトレーニングを続けたり、難関大学に入るために受験生が猛勉強をしたり、研究者が長いあいだ地道な研究を重ねたりすることができるのも、あるべき報酬を期待するときに放出されるドーパミンのおかげだと考えられています。

人間の脳が頑張って何かを達成することに快楽を感じるのは、予測して期待することによってもドーパミンが出るためであり、結果、人間は努力を続けることができるのです。

目標を立てて地道な努力を続ける際、始めるときが一番大変です。しかし最初は大変でも、頑張って続けることでドーパミンが分泌され、私たちの脳は、その作業の楽しみを覚えるのです。つまり始めてさえしまえば次第に楽になり、最後は特に苦しいとは思わなくなるということです。

プロ野球選手や難関大学合格者、はたまた偉大な研究を成し遂げたような人は、上手にドーパミンと付き合っているといえるかもしれません。

なぜ金銭的報酬があるとやる気が低下するのか

中野　また面白いのは、金銭的報酬を与えると、ひらめいたり考えたりする喜びが減少するというデータもあることです。

たとえば、大きな仕事に直面したり、受験が目前に迫っていたり、重要なスポーツの試合があったりと、何か頑張らなければならないことがあるとき、多くの人は目に見える報酬を用意します。そうして、やる気を出させて、モチベーションアップにつなげようとしているのではないでしょうか？

この報酬とモチベーションの関係について、実験が行われています。そこには、少し頭を使ってひらめくことを求める課題があります。その課題を二つのグループに解かせるのですが、一方のグループには金銭的報酬を与えると伝え、もう一方のグループには金銭的報酬は与えずに、時間のみを測ると伝えて実験が行われました。

結果は、金銭的報酬を与えたグループのほうが、課題を解くのに二分半も多く時間を費やしてしまったのです。金銭的報酬を与えられたほうがやる気が起きそうなものですが、なぜ、このようなことが起きてしまったのでしょうか。

これは、「金銭的報酬を与えられるからには、その課題はきっと苦痛に違いないはずだ」と脳が勝手に解釈し、ひらめく面白みを金銭的報酬が奪ってしまったことを示します。

つまり、報酬を高くすると、かえってそのことが課題を解く楽しさやモチベーションを奪ってしまうというわけです。

一方の無報酬のグループでは、「確かに無報酬だが、自分が一生懸命やっているということは、この課題は楽しいに違いない」と脳が勝手に喜びを生もうとするのです。典型的な認知的不協和が起きるからです。

こうして、ひらめきを得たいのであれば報酬を与えないほうが望ましい、ということが分かりました。むしろやり甲斐《がい》のみを与えることで、ひらめきは促進されるということです。

一方、ひらめきの必要のない課題では、金銭的報酬を与えたほうが作業効率が上がりました。

似たような実験は、課題を変えて何度も行われていますが、同じような結果が得られています。

これは、部下のマネジメントや子育てなどにも使えるでしょう。しかし、いわゆるブラック企業と呼ばれる企業から、なかなか抜け出すことができなくなる人が増えてしまうのも、このためです。

自分がいつの間にか脳におけるドーパミンの罠にはまっていないか、常に気を付けておいたほうが良いかもしれません。

第5章

体も脳も育てる脳内物質と危険な愛情の関係

真壁昭夫

二〇二〇年の新型コロナウイルス禍では、緊急事態宣言が出され、経済活動は大きく制限され、人々は家から出ずに時間を過ごすことを余儀なくされました。これから、自分の生活がどうなるのか、社会はどう変化していくのかが分からず、将来への不安も募って、社会不安も増大しました。

東日本大震災の時もそうでしたが、ＳＮＳなどを通じて、「フェイクニュース」が拡散されて、不安はどんどん広がっていきます。また、ＳＮＳでの個人攻撃も社会不安の状況下で先鋭化している、といった報道もありました。

こうした不安と隣り合わせの時代に、私たちはどのように子どもたちと接するべきなのでしょうか。中野先生と考えてみました。

体も脳も育てる脳内物質と虐待の関係

真壁 人間の性格は生まれながらにして持っている先天的要素と、「育ち」といった後天的要素、この二つで決まるといわれています。

いまの世の中を見ていると、インターネットの発展に伴って情報が氾濫《はんらん》し、さらにこれらの情報を自らの意思で取捨選択できるような時代になりました。つまり、後天的要素のほうが性格形成に与える影響が大きいのだと思います。

さらにいえば、だからこそ教育は重要だし、その人がどんな人に出会い、どんな影響を受けたか、どんな教育環境で育ったかということが、その後の人生を左右するといっても過言ではないと思います。

第1章で考えたアクセルとブレーキの話に戻りますが、教育環境で見ると、経済的にも精神的にも余裕がある家庭で育った子どもというのは、どちらかといえば欲求に対してブレーキがかかりやすく、理性が働きやすい傾向にあると思います。臨床実験の結果を見ていても、そうした傾向が明らかです。

また、先天的要素と後天的要素で考えるのであれば、アクセルを踏む力は本能的な部分であるため、人間は生まれながらにしてこの力を持っているのではないだろうかと思うのですが、ブレーキを踏んで欲求を抑えることについては、後天的に学んでいくものではないでしょうか。

欲求をブレーキで抑えることができれば、何かしらの対価が得られるという成功体験を幼少期に積み重ねると、本能でもある欲求に対してブレーキをかけることが比較的ストレスなくできるようになる、そういう傾向があるように思いますが、中野先生はどうお考えでしょうか？

中野　人間が幸せを感じているときに脳内で分泌される物質として近年、よく知られるようになってきたのは、先に触れた「オキシトシン」です。改めて詳しく説明しましょう。

このオキシトシンは愛情ホルモンともいわれ、受け取り手である受容体の密度は、生後六ヵ月から一歳六ヵ月までのあいだに、親など特定の養育者との関係性によって決まるといわれています。

オキシトシンには、体の組織を成長させていくという極めて重要な働きもあって、臓器などを成長させていくことはもちろんですが、脳も体の一部ですから、オキシトシンの働きで脳自身も育ちます。

オキシトシンは愛情を感じることで分泌されるのですが、そのことが体や脳の発育と関連する可能性があります。一方、幼少期に虐待を受けるなど劣悪な環境下で育った場合、オキシトシン受容体の密度が極端に低かったり、逆に極端に過剰になってしまったりする場合があるのです。

たとえばオキシトシン受容体の密度が低い場合は、どのような特徴が振る舞いに現れてくるのでしょうか？

この人たちは、回避型と呼ばれるタイプです。文字通り、人間同士の深い絆《きずな》が作られるのを回避しようとします。人間関係における最初期段階での成功体験を持たないため、誰も信頼しないという方略を身に付けた、という解釈もできるでしょう。どのレベルで見るかの違いです。

そして、自分以外の他の誰とも密な愛情関係を結ぶことをしません。誰とも愛情関係を結ぶことがないまま、幅広い相手と適当な関係を浅く結ぶようになります。

人間関係において、こうした人たちは、アクセルを踏み込むことはなく、ずっとブレーキをかけっぱなし、とでもいったイメージになるでしょうか。

危険な「条件付きの愛情」と「気まぐれな愛情」

中野　逆にオキシトシン受容体の密度が適切な範囲を超えて濃い場合もあります。このような例では、自分の望みよりも、目の前の相手を優先してしまうことがしばしばです。自らを犠牲にしてでも、相手の愛情が欲しいというような、いわゆる「愛情が重たい」タイプです。
こうしたパーソナリティは、あたかも生まれつき持っているかのように見られがちですが、赤ちゃんの頃から形成がスタートし、実は後天的に調整されていくものと考えるのが実態に近いでしょう。

このオキシトシン受容体の密度を適切な値にするためには、養育者との関係性が非常に大きく、愛情の関係をどう結んだかが重要になるのですが、必ずしも子どもとべったり一緒にいることが大切というわけでもありません。

大切なのは、子どもとどのようなコミュニケーションを取ったかです。最も良くないのが「条件付きの愛情」で、たとえばその子が親にとって都合のいい子であるときは可愛《かわい》がるけれど、駄々をこねたり、親自身が機嫌の悪いときなどは、愛情を返さない、などというものです。

これがさらに、親の気分次第で子どもへの接し方が変わる「気まぐれな愛情」になると、子どもはいつも親の顔色をうかがい、自分の気持ちを押し殺して親にへつらうようになります。

お母さんから注がれる愛情は快いものであり、発育に重要な物質でもあるので、オキシトシンは常に欲しいものなのです。頻繁にだっこをせがんだりするのも、この時期ならではでしょう。このとき親が気まぐれに愛情を注ぐと、どうすればオキシトシンを出せるのか、必死で工夫《くふう》しようと、子どもの脳なりに頑張るのです。

たとえ仕事が忙しくて、いつも子どもと一緒にいることができなかったとしても、子どもとのあいだに条件付きでないきちんとした愛情関係が結ばれていれば、多少離れていたとしても、そう心配することはありません。

昨日のことを忘れ昔のことを覚えている記憶の不思議

中野　親（養育者）との絆には、もちろんオキシトシンによって築かれた愛着の構造もあるのですが、子どものときに作られた記憶も大切ですね。
たとえば、小学校の初めの頃に習った先生のことはよく覚えているのに、大学のときの先生はあまり覚えていない、という現象が起こります。あるいは小学校の給食で出た揚げパンが美味しかったとか、そのようなことはよく覚えているのですが、昨日の朝、あるいはお昼に何を食べたかは覚えていない……人間の記憶とは不思議なものです。

実は、記憶は、一つのレイヤーから成るのではなく、何種類ものレイヤーから成るのです。たとえば電話番号などは簡単に覚えることができるのですが、すぐに忘れてしまいます。これは「ワーキングメモリー」というものの働きなのです。

さらに、記憶力にも種類があります。「短期記憶」「中期記憶」「長期記憶」。その長期記憶も「陳述記憶」と「非陳述記憶」の二種類に分けられます。言語化できない記憶のことを非陳述記憶といって、「条件付け」や「慣れ」がそれに当たります。

非陳述記憶には、「手続き記憶」というものもあって、歩き方や自転車の乗り方、泳ぎ方などが代表的なものです。泳ぎ方を一から言葉で考えて、動きの要素を意識的に理解して遂行しようとしたら、おそらく溺《おぼ》れてしまうでしょう。

一方の陳述記憶は、言葉にできる記憶です。これは「意味記憶」と「エピソード記憶」に分けられます。

このような記憶ですが、大人になってから作られる記憶は「海馬《かいば》」という脳の部位で形成され、脳内のいろいろな場所に貯蔵されます。たとえば新しい言葉を覚えるとき、海馬が記憶として形作り、側頭葉のなかのデータの貯蔵庫に溜め込んでいくのです。

そして、この大人になってから覚えたことは、頻繁に取り出さないと思い出しにくくなります。よって、大学の先生にお会いしても名前が思い出せない、顔は覚えているのだけれど、名前はうろ覚えだ、などということがしばしば起こるのです。このときの記憶は陳述記憶のなかの「意味記憶」ですが、これはそんなに強固なものではないのです。

これに比べて、長期記憶でも陳述記憶のなかにある「エピソード記憶」は、かなりよく保存されることが分かっています。自分の身に起こった出来事を覚えている記憶なので、「出来事記憶」とも呼ばれています。意味記憶とエピソード記憶は対《つい》になるような概念です。

小学校の先生の名前をよく覚えているのは、両親以外の大人に初めて密接に接したという経験に刺激されて形作られた記憶です。ゆえに「エピソード記憶」としてよく保存されるのでしょう。

危険なキラービーとともに育てられた穏やかな蜂は

中野　もう一つ、「エピジェネティクス」について触れたいと思います。エピジェネティクスというのは、生まれ持ったゲノムの塩基配列が変化することなしに、環境によって遺伝子の発現の仕方が変化することをいいます。いわば遺伝子にはスイッチが付いていて、環境条件によってそれがONになったりOFFになったりする、というものです。

この概念は一九四二年にイギリスの発生学者、コンラッド・H・ウォディントンが初めて提唱しました。DNAの塩基配列として保存されている遺伝情報を、有機分子が後天的に化学修飾することで、代々受け継いだ遺伝情報を調節するというのです。

やや込み入った話になりますが、化学修飾とは、DNAのメチル化とヒストン（核タンパク質の一種）のアセチル化です。塩基配列として受け継いでいる遺伝情報のどこを読み取り、どこを読み取らないか、ということが、後天的に化学修飾を受けて変わっていくということです。

たとえば、ミツバチで見つかったエピジェネティックな現象としては、こんなものが知られています。二〇〇九年に、アメリカのイリノイ大学のジーン・ロビンソン教授が報告した研究によって、穏やかな性質を持ったイタリアミツバチと、集団で人を刺し殺すこともある危険なアフリカナイズドミツバチ（アフリカミツバチとセイヨウミツバチの交雑種：キラービー）について、その性質が環境要因によって変化するということが分かったのです。

いわば、「氏《うじ》」より「育ち」が重要だった、ということです。

ご存じの通り、ミツバチは高度な社会性を持つ昆虫です。イタリアミツバチとキラービー、この二種類のミツバチは、見かけはほとんど変わりません。ただ、キラービーは自分のテリトリーを守ろうとして極めて攻撃的になるという性質を持っています。

ロビンソン教授のチームは、幼虫を孵化《ふか》一日目で、それぞれ別の種類のミツバチの巣に移し替える、という操作を行いました。二種類のミツバチがどのような性格に育つのかを見るためです。

すると、キラービーのもとで育ったイタリアミツバチは、育ての親のキラービーと同じように極めて攻撃的になり、イタリアミツバチに育てられたキラービーは、やはりこちらも、育ての親のイタリアミツバチと同じようにおとなしくなったのです。

キラービーには、警戒フェロモンと呼ばれる環境的な刺激によって、より攻撃性が高くなるという性質があるのですが、この警戒フェロモンに晒《さら》されると、イタリアミツバチの遺伝子を持っていても、その影響を受けて凶暴化するということが分かりました。

調べてみると、DNAの塩基配列には、いずれも変化がありませんでした。しかし、化学修飾については変化があり、いわゆる遺伝子のスイッチが切り替わっていたことが明らかになったのです。

こうした化学修飾がいったん起こると、時には生涯にわたる長いあいだ、その修飾の影響が続きます。エピジェネティクス関連の研究では、ライフスタイル、環境、さらに興味深いのは、心理などによっても遺伝情報は変化する、ということが明らかにされてきています。

ある形質が、遺伝なのか、環境によるものなのか、議論されることは多いと思います。「氏」なのか「育ち」なのか、と言い換えてもいいかもしれません。エピジェネティクスが面白いのは、これまで「氏」だと思われていた形質が、環境要因によって変化する可能性を、ゲノムレベルで示唆《しさ》したという点です。ミツバチの他には、ラットやマウスなどでも、同様の現象が多数見つかっています。

サルと人に共通する太古の記憶――「ヘビニューロン」とは何か

中野　さらに面白いのは、環境からの情報を遺伝子への化学修飾という形で取り込むことで生じた変化は、その一部が、なんと次世代へも受け継がれることが明らかになってきたのです。一見すると、記憶が受け継がれているように見えるのが、この現象の興味深いところでしょう。
これは何世代にもわたって移行するのかどうかは分かっていないのですが、少なくとも一世代であれば移行することが確認されています。

この実験では、まず、雄のマウスにある特定の匂いを嗅がせて電気ショックを与えるという恐怖条件づけを行います。そうして、その後に生まれたこのマウスの仔《こ》に同じ匂いを嗅がせると、電気ショックを思い出したかのようにフリーズするという現象が見られました。

この研究は「ネイチャー・ニューロサイエンス」誌に掲載された報告です。このフリージングはエピジェネティックな変化をもとに起きたのではないかと考えられています。

それより以前にも、ノーベル生理学・医学賞を受賞された利根川進《とねがわすすむ》教授の実験があります。

その実験ではまず、記憶学習能力の低い「頭の悪い」マウスを遺伝子ノックアウトという手法で作製するのです。このように作製したマウスを二グループに分け、一方は広い遊び場で遊ばせて、たくさんの遊具がある環境で育てるということをします。もう一方は、特にそういったもののないケージで育てます。

すると、前者のグループのマウスでは、もともと遺伝的に能力は低いにもかかわらず、記憶学習能力が上がったのです。さらに、その仔マウスたちにも、こうした記憶学習能力の向上が見られました。

ちなみにこの効果は、親世代が雄マウスだった場合では見られず、雌マウスが親となる場合にのみ見られました。遺伝的形質については、雄と雌とで仔の知能に寄与する度合いが違うことが分かっていますが、ここでもそうした傾向が見られたというわけです。

このような親世代からの記憶の「移行」は、しばらく前から話題になっている分野で、盛んに研究が進められています。

また、ややスペキュラティブ（思索的）なテーマではありますが、「種としての記憶」にも興味深いものがあります。「ヘビニューロン」という細胞があるのをご存じでしょうか？

多くの人は、細長くてニョロニョロしたものがいきなり視界に入ってくると、びっくりして跳びのいてしまいます。実はヘビを見たことがないサルも、同様の反応を示すのです。これは、「細長くてニョロニョロしたものは危険だ」ということが脳のなかに記憶として刷り込まれているようなものです。「危ないからそういうものには近づかないようにしよう」という種としての記憶を持っている、という言い方をする人もいます。

これは人やサル、つまり霊長類に共通した現象です。また、霊長類はヘビを検出するために脳を大きくしたのだという「ヘビ検出理論」も提唱されています。

人やサルの祖先である霊長類は、およそ六五〇〇万年前頃から樹上で暮らし始めました。そうした霊長類を捕食できたのは、ワシやタカなどの猛禽類《もうきんるい》やネコ科の動物、そしてヘビだけでした。が、特に高い木の上で暮らす霊長類の天敵となったのは、ヘビぐらいしかいなかったと考えられます。

また、獲物を走って追いかけ回すネコ科の動物とは違って、ヘビは周囲の背景に身を隠し、獲物を待ち伏せします。ヘビがどこにいるかを見分けるためにも、人やサルの祖先は、効率的にヘビを見つける必要があったのでしょう。

こういうことを、いわゆる潜在意識ととらえると、非常に面白いですね。ユングは

「集合的無意識」ということに言及しています。自然科学という範囲をやや超えた話にはなりますが、集合的無意識といったこれまでに実体のよく分からなかったものに対しても、科学的に解明できる糸口を見つけられる可能性もあります。

　人間が何かしら種としての記憶を持っている――もし本当なら、これは非常に興味深いテーマになり得るでしょう。

　また「集団幻想」という考え方も、しばしば口の端《は》にのぼります。たとえば「世紀末が近づいているので、これから何か悪いことが起こるのではないか」――このような予感を皆が持つのも、種としての記憶の一部と表現できるものです。危機を迎えたときに、より適切に振る舞うことができるように、リハーサル的に災厄《さいやく》のイメージを反芻《はんすう》し、マインドセットを構築しているということかもしれません。

　実際に、「終末もの」と呼ばれるジャンルの映画のファンは、そうではない人に比べて、現実に起きた災厄に対して高い心理的なレジリエンス（弾性）と、より適切な対処能力を持つことが、シカゴ大学の研究によって明らかになっています。

コロナ禍の「自粛警察」を生む脳

中野　二〇二〇年に入って世界中を襲った新型コロナウイルスの感染拡大のような、自分たちにはどうすることもできない災厄などの事態に直面して危機感が煽《あお》られると、オキシトシン量が増加し、「他人（ただし、自分たちの同胞である他人）を助けなければ」という気持ちが高まります。

自分の欲を優先するよりも、脳が「世のため人のため」を優先させるモードに切り替わる、と言い換えることができるかと思います。

こうして、私欲よりも世のため人のためを優先しようという脳のモードになると、良かれと思って、不確かな情報をＳＮＳで共有したり、情報を拡散したりしてしまいます。

また、自分の好きなように行動している人を見るだけで、「この人は皆のためを考えていない、好ましからざる人物だ」と即断してしまいがちになります。その人が実際はどういう人なのかをきちんと吟味《ぎんみ》することなしに、表面的な振る舞いだけを見て断罪してしまうということが頻発するようになります。

こうして「正義の制裁」を加えると、加えた側は皆のために良いことをしたような気分になります。ＳＮＳなどで、社会的規範から外れた人を見つけては、その行動を攻撃してしまう、そんな人の気持ちも同じです。

そして、他人に「正義の制裁」を加えると、脳の快楽中枢が刺激されて、快楽物質であるドーパミンが放出されます。

ひとたび、この快楽の味を覚えてしまうと、簡単には忘れられなくなってしまいます。そのため、同じようにドーパミンを出すことができる、制裁を加えられる対象を、常に探し求めるようになってしまいます。こうなってしまうと依存症と同じでしょう。

日本は海に囲まれており、平野も広くないためか、集団間の流動性が低くなるようです。そうした固定化された集団内では、集団の意思を個人の意思よりも優先させることが適応となります。「自分の都合を優先させる」人と「集団の論理に従う」人では、どちらのほうが逃げ場のない集団のなかで厚遇されるか？　説明するまでもないでしょう。

特に二〇一一年の東日本大震災以降、大規模な災害が相次いだことで、日本は集団の絆《きずな》をより重視する方向に向かっています。それはいいことでもあるのですが、集団の論理に従うという部分がさらに強調されることにもなり得ます。

一丸となって災害に対応していくという点では生存戦略として適応的ではあるのですが、仲間意識が昂進《こうしん》していくと、その負の側面の犠牲になる人も出てきます。

ラットの実験でもお話ししましたが、オキシトシンという脳内物質が、この仲間意識を強めます。「合理性」や「損得」といったことよりも、「情」や「絆」といったものを優先するようになることで、情や絆を優先できない人が排除され、攻撃されてしまうといった例も増えるのです。

ところで、先に触れた「条件付きの愛情」や「気まぐれな愛情」に晒《さら》されて育った人は、他者からの愛情に飢え、しがみつくようになります。愛情やオキシトシンを渇望する、といった様相ですが、些細《ささい》なきっかけによって不安感が高まったり、強いつながりを過剰に求めたり、相手が離れていくような感じがすることに耐えられない、といった傾向を持ちます。

こうした愛着の傾向を持つ人は、「世のため人のため」を優先させるモードになりやすい。そして同時に、正義を拠《よ》り所として、他人の行動に目を光らせて攻撃する快楽によって、自分の欠乏を埋めようとしているようですらあります。

真壁　コロナ禍での「自粛警察」もそうですね。発令された緊急事態宣言下で開店している店があれば、警察や自治体に通報したり、直接電話して店を閉めるようにいったり、店のシャッターに過激な言葉を並べた貼り紙をするケースもあったそうです。

中野　そんな人たちが増えると、本当に息苦しい、閉塞感《へいそくかん》の強い世の中になっていきます。そうならないためにも、他人の行動をつぶさに指摘して攻撃することに快楽を覚える性質が、自分を含めたすべての人の脳にあることを知って、自省し、また自制できるようにしておく必要があると感じます。

自分自身を客観的に見る「メタ認知」の重要性

中野　コロナ禍で社会全体が自粛傾向にあるとき、遠方に旅行したり、異性との飲み会に参加したり、不倫したりと、多くのことで芸能人が苛烈なバッシングに晒されました。

こうした動きは、攻撃的な側面だけを見ると、かなり異様な熱を感じさせるものでしょう。ただ、その現象を科学的に見てみると、それは「向社会性」と呼ばれるものだと考えられます。これは「反社会性」と対になる概念です。

向社会性は、オキシトシンによって昂進《こうしん》すると考えられています。これが「皆で一丸に」「絆を大切に」という気持ちを高めます。

こうした状態にあるとき、「皆で一丸」という動きに反する行動を取ったらどうなるか、皆さんは既に知っているはずです。こうした人物は、皆がルールを守る努力をしているのに、その仕組みにただ乗りしようとするフリーライダーだと見なされ、猛烈なバッシングを受けるのです。

不当に得をしているように見える人たちに制裁を与えないと、社会を維持するためのルールが保たれないと感じ、彼らを叩くことこそが正義であると感じてしまう人が増えるわけです。

下手をすれば、ＳＮＳの内容が自由すぎる、などという理由だけで、バッシングの対象になることさえあります。また、マスメディアがこうしたバッシング案件をいちいち取り上げるものですから、さらに攻撃が強まることになるのです。

このような行動はＳＮＳ上だけにとどまりません。向社会性は、「排除の論理」を生み出します。

集団を壊す最大の脅威は、実は外敵ではなく、内部の裏切者であることが大半です。なぜなら、協力しなくても皆の努力の上澄みをもらえるとなったら、誰も集団のためには働かなくなり、その時点で集団は瓦解《がかい》してしまうからです。集団にとっての最大の脅威は、皆の協力にただ乗りする人間の出現なのです。

たとえば職場でフリーライダーと見なされた人は、こうして職場で村八分にされるようになってしまうのです。

集団を維持することに生存適応的な価値があり、集団の維持のためにはフリーライダーを見つけて排除することが必須であったとしても、排除のための攻撃というのは、客観的に見てかなり見苦しいものです。では、自分自身がそうした排除を行う人間にならないためには、どうすればいいのでしょうか？

まずは、自分が他人を許せない状態になっていないかどうかを把握しておくことです。自分を客観視することで、こうした行動を、ある程度は抑制できます。

脳の機能でいえば、前頭前野が自分自身を客観的に認知する能力を持っています。これを「メタ認知」といいます。自分の行動に対して「本当にそれでいいのか」と自らに問いかけることができるのは、メタ認知が機能している証拠。これも脳の大切なブレーキの一つです。

この機能も、普段から使っている人とそうでない人とでは、働きに差が出てきてしまいます。普段から自らに問いかけることが重要であると分かっていただけると思います。

不安は問題の解決ではなく共感で解消される

真壁　天変地異やバブル崩壊、あるいはリーマン危機後の金融危機などに遭遇すると、社会心理は当然、悪化します。人間は、最終的には、やはり安定を好むのです。私はそう理解しています。

誰か一人に現状を聞いてみても、「いつもと変わらないよ」というかもしれませんが、それを社会全体で見ると、バブル時の「合成の誤謬」のようなことが起こりやすくなります。特に皆が不安になると、社会全体として、変な方向に行きやすくなります。

二〇二〇年のコロナ禍も、かなり特異な状況です。一九一八年に始まったスペイン風邪《かぜ》に匹敵するぐらいのパンデミックになるといわれたので、一人ひとりが身の危険を感じたのだと思います。こうして各自が心理的に不安定になり、それが社会全体に広がったわけです。

毎日、感染者数が発表されるのですが、その数が増えると、さらに不安が増幅されます。ただ、連帯感を作れば多少は不安も解消されるので、どうしても社会全体が画一的に動きやすくなるのだと思います。

また不安心理というものは、自分の不安を誰かに押し付けてやろうという思惑から広がることも多いのです。

中野 不安感情は、残念ながら、問題の解決によって完全に解消されるかというと、そうではありません。どちらかといえば、不安は共感によって解消されるという性質を持つ感情です。

一見すると、不安は伝染していくようにも見えます。それが、個人に孤立することを恐れさせるので、社会を束ねる役にも立ちます。しかし、思考能力を低下させるような形で伝染していくこともあります。

また、そのときに得をする人が必ず出てきます。この不安心理を鎮《しず》められる人は否《いや》が応《おう》でも求められますし、そうしてイニシアチブを握ろうとする人も出てくるでしょう。世に出ようという人には、絶好の条件が整う場面でもあるわけです。

人間一人の力ではどうしようもない事件が起きるときは、場合によっては搾取《さくしゅ》される側に回ってしまう人も出てきてしまいます。ですから、このようなときには、身勝手な、あるいは悪意のある人物に騙《だま》されない一個人であれかし、と思うのです。

実は、人間の不安心理を解消するために問題を解決してあげることは、かえってその人の抱えた感情を置き去りにしてしまう行為になることがあるのです。大切なことは、その人に寄り添ってあげる、すなわち共感です。

ただ、話を聞いているときに、「ひどいことがあって大変だったね」と、単に表面的な同情心でいってしまうと、不安感を打ち明けた人は「自分の不安を受け止めてもらえていない」と感じてしまいます。これでは逆効果になりかねません。

共感的に話を聞くときに推奨されるのは、ただ耳を傾けてその人の気持ちを受け止める「傾聴」という方法です。が、このやり方に慣れていない人は、傾聴しているつもりでもついアドバイスをしてしまったりするもので、トレーニングが必要な場合がほとんどのようです。

こうすればいい、と書いてある文章を読んで、中途半端な理解のもとに、苦しんでいる人に対して善意を押し付け、見返りのように感謝を求め、さらに相手を苦しめるようなことになっては本末転倒です。苦しいことがあった人に対しては、その人には苦しいことがあったのだ、ということを尊重する気持ちを持つところから始めるのが望ましいでしょう。

社会不安を利用したナチスから学ぶ教訓

真壁　歴史を振り返ってみても、社会が不安定化すると、いろいろ注目すべき現象が起きています。たとえばナチスドイツには、宣伝相がいました。大きな広場に国民をたくさん集め、大きな声でアジテートするわけです。

これをいつ始めるかというと、夕方。仕事が終わって皆が家路につく頃を狙うわけです。このときには皆の疲労も溜まっているので、認知能力が落ち、他人のいう言葉が頭にスーッと入ってくるのです。

ナチスはそこで、皆が共感を覚えるようなことを大声でアジテートするわけです。たとえば「ヨーロッパ列強が我がドイツを攻めてくるかもしれない」などと。こうして不安心理を煽り、国民の共感を集めたのです。

ここで大事なことは、ナチスドイツは軍事クーデターで誕生した政権ではないということです。あくまで民主主義のルールに則《のっと》って選挙で選ばれた。いろいろな国内情勢や国際情勢もありましたが、ドイツ国民がナチスドイツを選んだわけです。

近代の歴史を振り返ると、第一次世界大戦、スペイン風邪の流行、そして世界恐慌と続き、その流れのなかでナチスが台頭してきた。このことを考えれば、歴史から学ぶことは非常に重要だと思います。

たとえば、危機下では皆が弱り感情的になっていますが、こうしたときに国民が共感するようなことを声高《こわだか》に述べる政治家は、何かを狙っているのかもしれません。その発言や行動を、きちんと観察しなければなりません。

危機は、為政者にとって、対応を行う姿を国民に見せて支持を集めることができる場でもあるわけです。ただしコロナ禍で、中国の習近平《しゅうきんぺい》国家主席もアメリカのドナルド・トランプ大統領も、初動を間違え、支持率が低下しました。

一番、点数を稼いだのは、ドイツのアンゲラ・メルケル首相だったでしょう。具体的には、EU復興基金設立を打ち出したことです。フランスのエマニュエル・マクロン大統領とともに、欧州を率いる二人の政治家が、「できることは何でもする」という姿勢で臨み、「絶対にEUを潰しはしない」という決意を示しました。こうして国民の不安心理を打ち消したのです。

メルケル首相は物理学者ですが、もしかしたら脳科学にも造詣《ぞうけい》が深いのかもしれません。

もともとドイツには厳格な人が多いですから、コロナ禍のようなことがないと、なかなか「EUを救おう」という動きにはなりにくい。しかしメルケル首相は、ドイツ国民の不安心理を上手に使い、共感を作ることに成功しました。中野先生も、合格点を出すのではないでしょうか。

EUを救おうという心理を皆の頭のなかに植え付けた手法は、非常にうまいなあと思いました。そういう意味では、失敗例の典型は、イギリスのボリス・ジョンソン首相なのかもしれません。

中野　そういえば、ボリス・ジョンソン首相は、自分自身が新型コロナウイルスに罹《り》患《かん》しましたね。

脳には「眼窩《がんか》前頭皮質」という部位があり、その人の好みを判断します。良いほうに判断してもらうために一番有利に働くのは、皆が共感するワンフレーズの言葉。これをいえる人は、それが続くかどうかはさておき、非常に人気が集まります。かつての小泉純一郎首相などは、その最たる例ではないでしょうか。

一般的に、共感を得る際、前向きできれいな言葉よりも、「雇用がなくなりそうで不安だね」「その雇用は○×人が奪っているのだから、彼らを排除しよう」などと、分かりやすく不安を煽ったほうが受け入れられやすくなります。ナチスドイツが使った手法も、こうしたものでした。

有権者は、自分たちの不安が解消されるのであれば、その政治家を支持しようと無意識に働きます。理性的に考えれば、ちょっとおかしな話だというケースでも、危機下においては、その理性は働きにくくなり、力強い言葉に惹《ひ》かれてしまうのです。

コロナ禍における世界各国のリーダーの対応では、女性リーダーの国の対応が見事だったという指摘があります。メルケル首相以外にも、台湾の蔡英文《さいえいぶん》総統、フィンランドのサンナ・マリン首相、ニュージーランドのジャシンダ・アーダーン首相などは、少なくとも自国では非常に評価を高めていたようでした。

これは必ずしも「女性がすごい」といいたいわけではなく、男性だろうが女性だろうが力のある人材に責任ある立場を任せよう、という政治的風土の有無こそがポイントです。女性をリーダーに選べる国や地域というのは、端的にいって、性別よりも実力で人材を選ぶ国や地域であったと考えるのが、自然ではないでしょうか。

たとえば台湾では、ＩＴを活用していち早く導入したマスク配布システムが、マスク不足を解消しました。これを推進したデジタル担当政務委員は中学校中退です。台湾には、実力のある人を地位や肩書きに関係なく、きちんと処遇する環境が整っているのだということがよく分かります。その道のエキスパートを閣内に配置しておけば、政策も極めて合理的になり、行政も効率的になるわけです。

社会に不安心理が高まると、どうしても自分たちに都合の良い話ばかりを信じてしまう傾向が強まります。加えて、科学的には根拠がないものを信用してしまうケースが増えます。

また不安感が強いときはパニックに陥り、ファクトを見られなくなることもあります。やはり、自分でファクトを確かめるということは、こうした時代に生きるうえでの大前提になると思います。

そのためにも、本書で述べてきた脳のアクセルとブレーキの使い方が重要になっていくでしょう。自分の脳を知り、使いこなすことのできた人こそが、次々と降りかかる困難に耐え、明日を生き延びていくことのできる人材なのだと確信しています。

あとがき――人生の転換点で役立つ脳のアクセルとブレーキ（中野信子）

新型コロナウイルスのパンデミックに象徴されるような、人間の力ではどうしようもない災厄《さいやく》が起こると、「誇り」「絆」「感動」「我が国の素晴らしさ」……こんな言葉を人々が多く使うようになります。現代は、それがメディアやSNSを通じて大量に拡散される時代でもあります。人々はその言葉の前で、あたかも考えることを放棄したかのように押し黙り、分かりやすいメッセージを力強く発する人の前で従順になっていきます。

これらの言葉は、斜めに見て批判的なコメントをすることさえ許されないような、ある種の聖性を帯びていきます。これは二〇一一年の東日本大震災のあとにも見られた現象です。

社会に不安心理がはびこると同時に、こうした意識もふくれ上がる理由については本書でも触れてきました。この現象が幾度となく繰り返されてきたのが、人間の歴史でもあるわけです。

自分のことよりも他人のことを優先させる、つまり利他的であるということは、自己犠牲を強要する脳内の装置の、いわば仕様でもあります。たとえ自分の生命が危機に晒されたような状況でも、人々は「自己犠牲」という言葉の持つ奇妙な心地よさから解き放たれることを拒否することさえあります。

人間は、自分自身に良い評価が与えられるだけで、快感を得ることができます。そこに社会的な評価が加われば、さらに喜びを感じ、その快感はとても大きくなります。

ただ、そこで思考停止をしてしまえば、ひたすらに従順になって、攻撃や抵抗を忘れ、時には自死を選んでしまうことさえあります。

本書は、不確実性が高く、不安心理が惹起《じゃっき》されやすい現代に、自分の欲求に対し、きちんとアクセルとブレーキを踏み分けることの重要性について触れてきました。

災厄の時代には、政治リーダーが「利他的」であることを積極的に呼びかけ、集団が一致団結しようとする性質を利用して、自分たちの権益を守ろうとすることもあります。私たちは、自分の頭で考えることを、「正義」の名のもとに、いつでも奪われてしまいかねないのです。私たちは為政者がどんな人物なのかを、きちんと見極める必要があります。

人生には一意に決まる正解というものはありません。正解だと思って突き進んでみても、あとで誤りだったと気づくこともあります。であるならば、自分自身で答えを選び、そしてそれを正解にする力を持つことが必要となるでしょう。

私たちは、残念ながら、そのようなトレーニングをあまり受けてはいません。正解のない世界に放り込まれると、戸惑ってしまうこともしばしばです。

それでも私たちは、生きていかなければならない。そのためには本書で述べてきた、脳のアクセルとブレーキをどう使いこなしていくかが、大きな助けになっていくはずだと思うのです。

この本が読者の皆さまのこれからを生き抜く力の一助となれば、それに勝る幸せはありません。

二〇二〇年夏

中野《なかの》信子《のぶこ》

著者　真壁昭夫（まかべ・あきお）
1953年、神奈川県に生まれる。法政大学大学院政策創造研究科教授。1976年、一橋大学卒業後、第一勧業銀行（現・みずほ銀行）に入行。ロンドン大学経営学部大学院、メリルリンチ社への出向を経て、みずほ総合研究所調査本部主席研究員などを歴任。2005年から信州大学で、2017年から法政大学で教鞭を執る。著書には、ベストセラーになった『ディープインパクト不況』（講談社＋α新書）、『仮想通貨で銀行が消える日』（祥伝社新書）などがある。

著者　中野信子（なかの・のぶこ）
1975年、東京都に生まれる。脳科学者、医学博士、認知科学者。東京大学工学部応用化学科卒業。同大学院医学系研究科脳神経医学専攻博士課程修了。フランス国立研究所ニューロスピン（高磁場ＭＲＩ研究センター）に勤務後、帰国。現在、東日本国際大学教授、京都芸術大学客員教授。テレビ番組のコメンテーターとしても活躍中。著書には、ベストセラーになった『空気を読む脳』（講談社＋α新書）、『サイコパス』（文春新書）、『悪の脳科学』（集英社新書）などがある。

脳《のう》のアクセルとブレーキの取扱説明書《とりあつかいせつめいしょ》

脳科学と行動経済学が導く「上品」な成功戦略

2020年９月18日　第１刷発行

著　者　　真壁昭夫　中野信子（株）16777216
装　幀　　川島 進
カバー写真　乾 晋也
発行人　　高橋 勉
発行所　　株式会社白秋社
〒102-0072
東京都千代田区飯田橋4-4-8 朝日ビル5階
電話　03-5357-1701
発売元　　株式会社星雲社（共同出版社・流通責任出版社）
〒112-0005
東京都文京区水道1-3-30
電話　03-3868-3275／FAX　03-3868-6588
印刷・製本　株式会社新藤慶昌堂
校正　　得丸知子

ISBN 978-4-434-27929-4